ナラティブ・エクスポージャー・セラピーの理論と実践

監修
森　茂起

企画・編集
野呂浩史

星和書店

Theory and Practice of Narrative Exposure Therapy

Supervised by
Shigeyuki MORI, Ph.D.

Edited by
Hiroshi NORO, M.D., Ph.D.

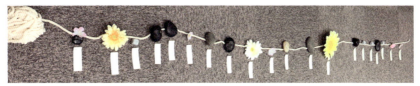

口絵1　花と石（p.48 の図 1 ）

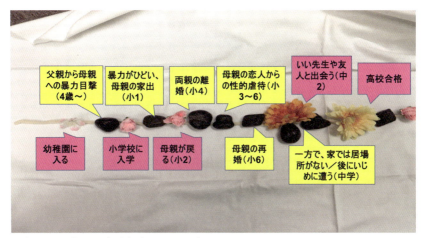

口絵2　Ａの花と石（一部）（p.56 の図 2 ）

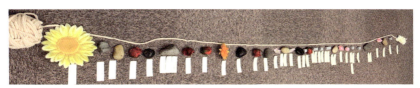

口絵3　Ｂの花と石（写真）（p.63 の図 3 ）

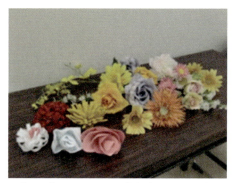

口絵4　花と石のワーク（花）（p.91 の図2）

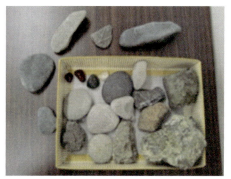

口絵5　花と石のワーク（石）（p.91 の図3）

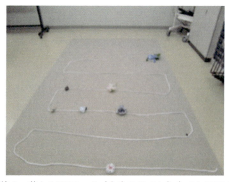

口絵6　花と石のワーク（人生のライン）（p.91 の図4）

監 修 の 言 葉

　本書は，トラウマ焦点化心理療法の一つ，ナラティブ・エクスポージャー・セラピー（以下，NET）に関する日本ではじめての論集である。学会や研究会を通してNETについて議論する中で，日本における経験に基づき日本の実践家を対象とした本を出版する必要があると考えたことから生まれた本である。ヨーロッパ・トラウマティック・ストレス学会でシャウアー，エルバートの両氏が開催したワークショップに参加してこの技法を初めて知ったのが2007年のことなので，すでに17年が経過している。新型コロナウイルス流行によって研修会をはじめとするNET研究会の活動が妨げられたとは言え，ようやくここに辿り着くことができたという感慨を覚えている。

　NETは，ドイツのコンスタンツ大学のスタッフを中心に創立された人道支援団体，vivo internationalの，マギー・シャウアー，トマス・エルバート，フランク・ノイナーの3人が中心となって開発した技法である。シャウアーは臨床心理学，エルバートは精神医学，ノイナーは法学を専門としており，NETはそれぞれの視点の総合から成っている。私は2007年の学会においてワークショップに参加したことから，この技法の価値と日本での実践の可能性を強く感じ，すぐにマニュアル本の翻訳に取り掛かった。そして，児童養護施設での試行を重ね，その効果を確認しつつ研修会の開催などによって普及を図ってきた。本書の各章の執筆者は，早い時期からNETに注目し，実践に取り入れて来られた方々である。

　その間，2013年度にドイツにおける在外研究の機会を得て，2回にわたりコンスタンツ大学を訪れることができた。1回は日本におけるNET実践の紹介，もう1回は，マニュアル本第2版に反映されているような新たな展開も含むワークショップへの参加を目的としていた。ワークショップでは，前回と同じお二人が講師を務められたのはもちろん，シャウアーさ

んの双子の姉妹のエリザベスと，NET実践を共同で進めてきた大学のメンバーが，20名程度の参加者のグループ実習のチューターなどを担当された。参加者は多様で，ドイツ各地と，コンスタンツ市が国境で接しているスイスはもちろん，合衆国からの参加もあった。2名はイラクからの参加だった。

　NETのワークショップには，参加者がセラピストになり，自らのトラウマ体験を語る参加者の聞き取りを行う実習がある。コンスタンツでのワークショップでは，国際と謳っている通り，極めて広範な体験が語られた。2004年のスマトラ島沖地震の際に，ニュース映像でも度々目にしたリゾート地で津波に呑み込まれ——記憶が若干朧げだが——500mも離れた地点でようやく水面に顔が出て助かったスイス人医師の体験は印象深いものだった。イラクからの参加者の1人は，ワークショップが始まるとたびたび質問をして，存在感が際立っていたが，研修会が進むにつれ，クルド人自治区の首都アルビル出身で，自治区政府から派遣されての参加であることがわかった。NETをクルド人の地域社会に導入できるかという強い問題意識を持っておられた。私はグループ実習でその男性の花と石のワークのセラピスト役を担当することになったが，出来事の細部に入らないようにするのが極めて難しかったのを憶えている。ワークショップは，NETの技法を学ぶ機会であるとともに，NETに注目することになった背後にあるそれぞれの実践家の過去の経験を整理する機会でもあった。

　コンスタンツは，ドイツ南西部に位置する人口が8万人台の小さな町で，ドイツ最大の湖，ボーデン湖に面し，観光地としても有名である。大学は，緑に覆われた湖畔の広大な土地に低層の建物が点在している美しいキャンパスだった。コンスタンツを初めて訪れるにあたり私はボーデン湖の風景も楽しみにしていたが，時間があれば，スイスのクロイツリンゲンにも足を踏み入れてみたいと考えていた。と言っても，コンスタンツとクロイツリンゲンは，ボーデン湖から流れ出すライン川を挟んで国境（市境）を接しており，それほど長くはない橋を渡って簡単に行き来することができる。一つの町の中を川が流れていると言ってもおかしくない位置関

係である。

　さいわい夕食後の空き時間を使ってクロイツリンゲンに入ることができ，ルートヴィヒ・ビンスワンガーが院長を務めていたサナトリウム・ベルビューがかつてあったあたりを訪れることができた。ビンスワンガーの仕事についてここで詳しく述べるゆとりはない。しかし，ボーデン湖は，風光明媚な観光地であるだけでなく，現存在分析という心理療法の一つを生んだ地なのである。また，そのサナトリウムは，精神分析が生まれる契機となったアンナ・Oとして知られるベルタ・パッペンハイムが，ウィーンでフロイトに受けた治療の後入院したところでもあり，のちに，コンスタンツから250kmほど北のフランクフルト近郊に移って女性運動を展開するまでの彼女の足跡を記すところとしても記憶されている[注]。こうした心理療法の歴史の視点でボーデン湖を眺めると，その周辺には，ロールシャッハ・テストを生んだヘルマン・ロールシャッハの勤務地や先祖の故郷，カール・ユングの生地があり，さらに古くは19世紀の心理療法の発展に深い影響を与えた18世紀の医師，アントン・メスメルの墓がある（森岡・江口，2021）。

　こうした歴史を背景に中井久夫（1990）は，「ボーデン湖畔・ライン河流出口複合」を力動精神医学の発祥の地としている。つまり，コンスタンツ大学は，心理療法の起源の一つとなった土地に位置するのである。こうした背景とNETを結びつけるのは私の個人的思い入れに過ぎないのかもしれない。しかし，NETというトラウマを対象とする認知行動療法の一つと，18世紀にまで遡る心理療法の歴史を背景とを重ね，長い心理療法の発展の流れのなかに置いてNETに想いを巡らせることに，何がしかの意味があるのでは，と思うのである。

　冒頭に書いた感慨の中で広がった連想をこの機会に書き留めてみた。読者の皆様が，それぞれの実践と経験を背景にNETの技法を受け止め，活

注　ベルタ・パッペンハイムについては田村（2004）に詳しい。また，サナトリウム・ベルビューに入院中の彼女は，ヤーロムの小説『ニーチェが泣くとき』に印象深く描かれている。

用していただけることを願っている。

　なお，本書には，患者＝クライエント＝サバイバー，あるいはエクスポージャー＝曝露のように同じものを指しながら，章によって言葉が統一されていない場合がある。一冊の本として考えれば統一が望ましいかもしれないが，現場や専門性の多様性を考えると，本書で統一すると今後の使用に不自由を来す恐れがある。あえて統一せずそれぞれの著者の語感に委ねたことをお断りしておく。

　最後になりましたが，企画・編集の労を取ってくださった野呂浩史先生と執筆者の方々，そして完成に導いてくださいました星和書店の岡部浩様に，この場を借りて感謝します。

森　茂起

文　献

森岡正芳・江口重幸：歩行の思索―見出された痕跡／象られていく星座―．森岡正芳編：治療文化の考古学（アルケオロジー），臨床心理学増刊第13号，金剛出版，p.12-26，2021．

中井久夫：治療文化論―精神医学的再構築の試み―．岩波書店（岩波現代文庫，2001），東京，1990．

田村雲供：フロイトのアンナO嬢とナチズム―フェミニスト・パッペンハイムの軌跡―．ミネルヴァ書房，京都，2004．

ヤーロム,I.D.（金沢泰子訳）：ニーチェが泣くとき，西村書店，新潟，1998．

は　じ　め　に

　このたび『ナラティブ・エクスポージャー・セラピーの理論と実践』が
無事に刊行のはこびとなったことは喜びにたえません。

　本書を企画・編集した目的は以下の３点です。一つめは，ナラティブ・
エクスポージャー・セラピー（以下，NET）に関する日本における日本
人の経験に基づいたはじめての成書を刊行することです。これまでは，
NETに関するマニュアルなどはすべて欧米における書籍の訳本でした。
本書は，NETの基礎知識をある程度お持ちであり，さらに実践していき
たいという日本の臨床家のために作られました。二つめは，NETを日本
にはじめて導入され，普及・啓蒙活動を精力的に行ってこられた森茂起先
生の全面監修による書籍を作ることです。森先生が執筆された総説（第Ⅰ
章）はNETの理論が丁寧に論述され，最新の欧米の文献も惜しげもなく
網羅されております。まさに，ヨーロッパから導入したNETを日本にお
いて広めてこられた森先生の活動史といっても過言ではないでしょう。最
後は，NETの幅広い適用分野のなかで，日本で特に実践されている医療，
福祉分野に焦点を絞った書籍とすることです。各著者とも森先生から薫陶
を受け，各分野で精力的にNETを実践されているエキスパートです。内
容が重複した部分もありますが各著者の情熱を感じ取っていただければ幸
いです。本書の著者は全員日本人でありながら，世界的に認められたトラ
ウマ焦点化療法の一つであるNETの理論と実践について，各々の立場，
経験から深く丁寧に解説されております。

　さて，本書の読者としては，NETに関するマニュアルをお読みになり，
ワークショップなどに参加された心理臨床家を想定しております。まず
は，総説とQ＆Aをお読みいただき，興味のある各論に目を通していた
だくのもよいでしょう。本書をご覧いただくことが，より一層，臨床の現
場でNETを施行され，臨床経験を積み重ねていただく一助となれば幸い

です。将来的には，日本におけるNETの有効性をより科学的に検証することも必要と思われます。日本においてさらにNETが普及することを期待するとともに，本書がNETを実践される心理臨床家にとって必携の書となることを願っております。

　最後に，ご多忙のなか本書刊行の意義に共感，ご理解くださり，ご執筆いただいた著者の先生方に深く御礼申し上げます。また，本書刊行の機会を与えていただいた星和書店社長の石澤雄司氏と同社編集担当の岡部浩氏に深く感謝いたします。

2024年初夏の札幌にて

野呂　浩史

目　次

口　絵		iii
監修の言葉　森　茂起		v
はじめに　野呂浩史		ix
第Ⅰ章	**総論：NET を心理療法に生かすために** 森　茂起	1
第Ⅱ章	**ナラティブ・エクスポージャー・セラピーの 成人・医療領域における実践** 荒川和歌子　　野呂浩史　　森　茂起	39
第Ⅲ章	**ナラティブ・エクスポージャー・セラピーの 児童精神科領域における実践** 大石　聡	77
	コラム **これから NET に取り組まれるセラピストの先生方へ** 小川香織	108
第Ⅳ章	**虐待を受けた子どもへの ナラティブ・エクスポージャー・セラピー** 服部隆志	111

コラム
Cure と Care
―クラフトマンシップの息づくところ―
八木淳子

140

第V章 ナラティブ・エクスポージャー・セラピーの児童福祉施設における実践
中村有生

145

第VI章 Q & A
森　年恵　　森　茂起

169

索　引

184

第 Ⅰ 章

総　論
NET を心理療法に生かすために

森　茂起
甲南大学名誉教授

Ⅰ．はじめに：NETの特徴

　ナラティブ・エクスポージャー・セラピー（以下，NET）は，トラウマに焦点を当てた短期心理療法の技法の一つである。アフリカの武力紛争に起因する難民等の支援にあたったvivo internationalのチームが，現場の必要性から開発した技法であり，その後，次第に幅広い現場で用いられるようになってきた。トラウマ焦点化治療のための代表的な技法の一つであり[1]，効果評価研究の蓄積によってPTSD治療に推奨される治療技法としてガイドラインに掲載されるに至っている[2]。

　数あるトラウマ焦点化心理療法の中で，NETには際立った特徴がある。それは，エクスポージャーの原理を用いているとともに，人権を守り回復するという目的が明記されていることである。その姿勢が生まれた事情として，外的には，開発の機会となった武力紛争による人権侵害があり，治療対象という意味では，開発当時にまだ正式の診断名として確立していなかった複雑性PTSDへの理解がある。開発者は次のように言っている[3]。

　　NETにとって，複雑性PTSDは必ず人権の侵害を伴うという事実が重要である。NETによって，サバイバーもセラピストも，人と人の間の接

2

し方について同意された客観的な基準に対してなされた暴虐（atrocities）
を見極めることが可能になる。

　多数回あるいは継続的なトラウマ的出来事によるPTSDの治療と，人
権侵害への対処という実践課題が結びついたところにNETが生まれた。
NET技法を構成する各要素は，人権を守り回復するという目的の観点か
ら意味づけられ，個人の社会への統合が目指されている。筆者が日本に導
入を試みたのは，児童福祉領域という「子どもの人権」の回復が課題と
なる領域にあってその有効性を実感したためだが，他の領域でも複雑性
PTSDの性質には変わりがない。人権の侵害には外から見えにくいものが
あり，サバイバー*1自身も，時に，あるいは多くの場合に，仕方のない
ことと考えていたり，その侵害が見えなくなっていたりする。NETは，
侵害の結果，生じている症状からの回復だけでなく，自身の人生の全体を
見直すこと，さらには社会の中に自らを位置づけ直すことを目指す作業も
ある。そして，その作業から生まれる必然的な結果として——これはあら
ゆるトラウマ治療，トラウマケアにある要素だが——本来あってはならな
い性質を環境から取り去り，人権侵害のない状態にするための支援が可能
になる。

　NETの理論と技法は，開発者によるマニュアル[4]に詳しく記述されて
いる。それ以上の言葉は不要とも言えるが，実践家がマニュアルと合わせ
て読むことでその理解とNET実践の助けとなるような解説を提供するこ
とを目指し，日本で最初のNETを主題とした書籍である本書の「総説」
を書くことにする。なお，筆者は，NET実践の経験に基づいていくつか
の解説論文や論考をすでに書いてきた。この「総説」には，拙稿[5,6]の
内容を再構成して組み込んでいることをお断りしておく。また，アセスメ

―――――――――――――――――――――――――――――――――――――――
＊1：本章では，NETを受ける人を「サバイバー」という言葉で表記する。実践
　　場面によって「患者」「クライエント」と呼び名が異なり，それらを使い分
　　けるのが難しいのと，人権侵害からの回復を目指すNETの性格をよく表す
　　言葉だからである。

ント論[7]と複雑性PTSD治療論[8]も本章と一部重なるが，組み込むことができなかった内容を含んでいる。本章を補うために直接参照いただければ幸いである。

Ⅱ．NETで何が行われるか

1．NETの治療作用と技法

NETによる治療を一言で言えば，「人生史をたどる」作業である。その作業の大枠は誰にでも理解できる。かつてNETを受けた思春期の子どもが，終結後に「忘れたいけど忘れられないようなことを深くまで聞かれるからしんどかった」，しかし「言いきってすっきりしている」と語った。この言葉は，NETの作業と，そして目指すものを端的に表している。NETを受けるサバイバーから見ると，セラピストに導かれながら，しんどい内容を思い出し，語り，そして最後には「すっきりする」。このわかりやすさがNETの大きな強みである。

しかし，そのわかりやすい作業には，常に複数の治療作用が複合的に働いており，セラピストにはそれらへの理解が必要とされる。その理解が正確であるほど，治療中の判断が適切なものとなり，サバイバーにとってはシンプルでわかりやすいものとなるだろう。NETを知って間もない方にとっては複雑に感じるかもしれないが，マニュアルの記述を参照しながら，治療作用と技法について述べてみよう。まず，NETのセッションは次のように進行する。

第1セッション：診断と心理教育
第2セッション：人生ライン「花と石のワーク」
第3セッション：誕生から最初のトラウマ的出来事までの物語を始める
第4セッション以降：前回のセッションから得られた物語を読みあげる。必要があれば修正を行う。続いて，人生とトラウマ的出来事の物語を続ける

最終セッション：記録全体をもう一度読みあげ，サバイバーとセラピストが署名し，サバイバーが受け取る。

「人生ライン」は，床に伸ばした紐の上に，花を「よい出来事」，石を「悪い出来事」として置くワークで，NETのシンボル的存在になっているワークである。このワークは，サバイバーの人生の概略と，トラウマ的出来事の存在を理解するアセスメントと，第3セッション以降の進行について予定を立てる機会であるとともに[7]，サバイバーとセラピストの治療同盟を築く機会でもある[9]。

「第4セッション以降」の部分の回数は，ケースによって幅がある。マニュアルには，全体で必要最低限を4回，複雑性の程度が低い場合に8〜12回，境界性パーソナリティ障害などの併存障害を伴う複雑性トラウマではその倍の回数という数字が挙げられている。扱うべきトラウマ体験の数が多いほど回数が多く，年齢が高いほど回数が増加する傾向がある。子どもの場合（KIDNET）では最高で10回程度が適当である。

ただ，トラウマ性の強い体験を語る部分にNETの核心があるため，外的事情によって実施回数に限りがある場合は，体験を選択して回数を調整することが可能である。

この進行の中で行われる治療的な作用は次の6項目で記述されている[1]。

1）自伝的／エピソード記憶を時系列に沿って能動的に再構築する。

2）トラウマ的出来事の詳細な語りと想像を通して，情動ネットワークを修正する（つまり，条件づけられた情動反応からトラウマ性記憶を分離することを学び，引き金は一時的に結びついているにすぎない手がかり刺激であると理解する）ために，「ホットスポット」への持続的エクスポージャーと恐怖記憶の全体的活性化を行う。

3）生理的，感覚的，認知的，情動的な反応を，自らの時間，空間，そして人生の文脈に意味ある形で連結し統合する（そうした反応が最初に習得された状況の一部始終と，のちの人生において条件づけ反

応が再出現していたことを理解する）。

4）否定的で恐ろしいトラウマ的出来事の再処理─完結させて蓋を閉じる─を通して，行動とパターン（認知的歪み，自動思考，信念，反応）を認知的に再評価し，意味内容を再解釈する。

5）（心の）支えを得て，基底的仮定を調整するために，肯定的な人生体験を再訪する。

6）証言することが持つ明確な人権志向を通じて承認欲求を満たし，人間の尊厳を取り戻す。

2）〜4）の否定的な体験記憶のエクスポージャー，文脈化，認知的再評価と，5）の肯定的人生体験の再訪によって，1）の自伝的記憶の構築が行われ，その結果として6）の人権回復が達成される，とまとめることができるだろう。

NETの技法の詳細はマニュアルに詳しいが，マニュアルを読めば手続きがわかり，実施できるわけではない。NETの研修会への参加者から，マニュアルで理解していた手続きと，研修会でデモンストレーションを見て，実際に体験した手続きはずいぶん違うものだった，という感想が出ると開発者は言う。研修を受けた上で実施することが重要である。

ここでは，具体的な手続きより，NETの作業の意味を理解していただくために，手続きによって実現される体験内容に焦点を当て，NETの作業を「語る」「書く」「眺める」「共有する」の4つに分けて述べることにする。その中で，上記の1）〜6）の内容の理解を図ることにする。

2．語る

体験を「語る」ことがNETの中核要素である。そこには，「トラウマ的出来事の再体験と，それに伴う情動処理」「肯定的な体験の再訪」が含まれ，合わせて「人生史という一貫した物語の構築」が行われる。この3つが行われる語りには，1つ重要な共通性がある。それは「時間軸に沿って進む」ことである。「花と石」の全体が表す出生から現在までの人生の流

れを，時間軸に沿ってたどっていく作業も，個々の「花」と「石」が表す体験を語る時も，「時間軸に沿って進む」ことを原則とする。時間という「文脈」を大切にするのがNETの原則である。

そのうち，「石」で表されるトラウマ体験の語りが，NETの治療効果の核になる。通常の記憶は，時間，場所，状況，人間関係などの「文脈」と結びつけられ，「文脈」の中に埋め込まれており，その内容を言葉で「物語」として伝えることができる。しかし，トラウマ性記憶は，断片的で，混乱し，人生の他の出来事，記憶から突出して，あるいは簡単に想起できない形に切り離されて存在する。逆に，恐怖，不安，嫌悪などによって強烈なもの同士が混乱した状態で結びついている。トラウマ性記憶にアクセスして，強烈な情動の馴化を行いながら，いつ，どこで，どのようにといった周辺の情報と結びつけて，人に物語として語れるような，「文脈化された記憶」の形成を目指すのがNETの作業である。文脈は，決して時間の要素だけで形成されるわけはないが，NETは特に時間を重視する技法である。

時系列に沿って話を進めるには，サバイバーの自発的な語りを傾聴する姿勢ではなく，セラピストによる問いかけを積み重ねていく必要がある。NETの語りは，セラピストの問いとサバイバーの語りの往復で進んでいく。その作業は，傾聴を基本とするカウンセリングなどの面接経験を重ねてきたセラピストにとって馴染みにくいものかもしれない。「時間軸に沿って記憶をたどる」という原則を理解し，その原則から外れると治療効果が弱くなることに納得することで，語りの進行をサバイバーに委ねることなく，ためらわず必要な介入を行うことができるだろう。

具体的に，語りの進行について述べよう。「人生ライン」を見ながら立てた予定に従って，セッション3から，出生から始まる人生史をたどっていく。いつどこで，どのような家族のもとに生まれたのかから始まり，最初に置かれている石までの期間について聞き取っていく。出生の場所や，その時の家族構成，乳幼児期の様子など，この期間の内容には，直接の記

憶がないものも含まれる。それらは，物心ついてから後に家族に聞いて知っていったものである。記憶が一部残る時期のものも含め，幼児期の記憶には他者からの情報が組み込まれている。その情報の中には，例えば家族が何かを隠すために子どもに話した内容など，事実と異なるものもありうる。NETの作業ですべてを事実に即したものにすることはできないが，確実な情報とそうでないものを分けて，より事実に近い物語を生み出すことは可能である。

　日本におけるNET実践の一つの特徴と思われるが，児童福祉領域において，虐待を受けた子どもなどに実施されている。その際，例えば生まれた場所や親の名前といった極めて基本的な事実がサバイバーにとって未知であったり，知らされている情報に確信が持てなかったりすることがある。

　その意味で，最初のトラウマ体験以前の期間を扱うとされている第3セッションについて，NETの標準的プロトコルを見直す必要がある場合がある。つまり，標準的プロトコルでは，その期間が比較的平穏であったと想定されていて，マニュアルに収録されている事例もそうである。しかし，児童福祉や精神医療の領域で，虐待，ネグレクトを経験したサバイバーに実施する場合，出生から乳児期の期間にすでに，通常範囲の情動の中で語ることが難しい要素が含まれることがある。出生に複雑な事情がからむこともある。そうした場合，ライフストーリーワーク実践との共携が必要である。セラピストとともに，混乱していた記憶や理解の整理を行いながら語ることで，家族などの他者からの情報と自身の経験を見極め，より「自分のもの」と納得する物語に近づくことが可能であり，また，それを目指すのがNETの作業である。なお，事実と物語の関係については，Ⅲ-2のナラティブに関する記述も参照していただきたい。

　第4セッション以降に行われる「石」の扱いはNETの「語り」で最も重要な部分である。その語りは，トラウマ的記憶を脳裏に呼び覚ましながら，時系列に沿って，セラピストが，1）出来事の内容，2）体験（認

知，情動，感覚，身体反応の4要素）と，3）いま語っている体験（同4要素）についての質問を加え続けることで，少しずつ語りを積み重ねる，というものである。

　NETでは，サバイバーの語り方についてあらかじめ教示をしたり，心構えを伝えたりといった準備を行わない。花と石のワークで準備を行った後，花と石について時間の順に語っていく，ということさえ理解されていれば，具体的な語り方は，セッションの中でセラピストが行う問いかけにサバイバーが応じて語っていくことで自然と定まっていく。

　花と石のワークで石が置かれ，その石の語りをそのセッションですることをサバイバーはすでにわかっている。例えば，「今日は××（花と石の際に聞き取ってメモした内容を示す短い言葉）についてお聞きします」といった言葉のあと，「その体験はいつどこでありましたか」と体験の時と場所の文脈を確かめる質問からはじめ，ある程度の問いと語りの往復でそれが確かめられたら，「その××が起こる前には何をしていましたか」と，出来事が始まる前の状態を尋ねる。「その日はどんなふうに始まりましたか」「その出来事の前に何をしていましたか」などの質問をすることになるだろう。前後関係から切り離されている記憶を「文脈化」するための作業である。その間にすでにサバイバーの脳裏には出来事の状況が想起され，それに伴い情動や体の変化（動悸，汗など）が起こり始めているかもしれない。語りの中に，「今それを話していてどんな気持ちがしていますか」「何か考えが思い浮かんでいますか」「胸はどんな感覚ですか」など，現在の自己に意識を向けて「感情」「思考」「感覚」「身体反応」について報告してもらう問いを挟む。大半の時間が過去の出来事の語りに使われるのはもちろんだが，現在の自己に焦点を当てる問いは以後も繰り返し行って，過去への意識と現在への意識の間を往復していく。

　出来事の内容についての質問は，記録映像をコマ送りで再生するように，時間の進行に沿って少しずつ進めていく。1回のコマ送りで進む時間単位は，その部分のトラウマ性が強いほど短くなる。例えば自動車事故であれば，車が衝突する瞬間は1秒単位のコマ送りとなるだろう。「当たる

一瞬前は何を考えましたか」「当たった瞬間身体は何を感じましたか」といった質問が含まれるだろう。不明な部分を確認する質問は別にして，出来事の経過に沿って時間を進めるための問いは，「それからどうなりましたか」が基本である。それによって次の出来事の流れに進む作業を少しずつ重ねていく。

　石の出来事を思い出し，語る作業には，恐怖，不安，悲しみなどつらい情動，感情を伴い，また伴うことが治療効果のために重要だが，それだけに簡略にすませて先に進みたくなることが多い。もし出来事が飛んだり，細部を端折って先に進むことがあれば，「ちょっと待ってください」とすぐ止めて，「その前に話していた……のあとはどうなりましたか」と飛んだ時点に戻したり，「××していた時何が見えていましたか」とその出来事で経験していた「感情」「思考」「感覚」「身体反応」でまだ語っていない部分についての質問を加えたりして，「飛ばす」ことを避ける。

　あるいは，過去の出来事や，過去の体験ではなく，「今考えると……」と。今の考えに話が移ったら，止めて，「××をしたあと何が起こりましたか」と，話が移る前の地点に引き戻す。あるいは，「そういえば別の時に……」と話が他の体験に飛べば，中断した語りの続きに引き戻す。こうした場合，扱っている出来事からそれて話す内容自体は重要なことである場合もあるので，通常の面接であれば，しばらく傾聴した後にタイミングを見計らって「さっき××のところまで話しましたね」と戻すことになるだろう。しかしNETでは，別の体験に移ったことがわかったら即座に止める。「聴く姿勢」が身に付いているセラピストは，こうした介入を躊躇することが多いが，NETでは，出来事（記憶）を時間軸に沿ってたどるという原則を守り続けることが必要である。

　時間軸に沿って進んでいく出来事の内容は，語りの内容は，サバイバーの体験であり，その時に，見たこと，聞いたこと，感じたこと，考えたことである。セラピストは，その出来事の記録者であって，サバイバーの体験について考えたり，議論したりする面接者ではない。セラピストの考えも含めた話し合いの経験を重ねてきたセラピストは，サバイバーの体験だ

けを追っていくことに困難を感じるかもしれない。

　セラピストは，出来事の内容を聞き取るだけでなく，「感情」「思考（認知）」「感覚」「身体反応」の４要素に対して質問を投げかけていく。体験がこの４要素から構成されていることは，トラウマ治療の様々な技法が持つ共通理解であり，それらの要素間がつながらないことがトラウマ記憶の特質でもある。つまり，４要素のそれぞれに意識を向けることで，要素間をつないでいくことを目指している。なお，すべての瞬間について４要素すべてを聞くわけではない。ある程度の時間の流れの中で４要素に触れていれば，それぞれの要素が活性化されながら進んでいき，結びつけられていく。どれかの要素に長い時間触れないままにならないよう，というあたりが目安であろう。

　それと並行して，「今話していてどんな気持ちですか」「今話していて体に何か感じていますか」などの質問によって，語っている現在の自分に意識を向け，言語化することを促す。出来事を体験した過去の自己と，現在の語っている自己の両方に意識を向け，二重意識を保ちながら進めていく。

　どの程度の頻度で現在に意識を向けるかについて明確な基準はないが，記憶のトラウマ性が高いほど頻繁に現在に戻ることが必要である。トラウマ性が高いほど，質問で介入することで想起を妨害するのではないかという不安がセラピストに出やすいが，逆に，トラウマ性が高いほど，現在にいったん意識を向けても，想起はそのまま続く。頭の中のモニターをいったん止めて，現在の話をしてから，モニターの再生を続けるといった感覚である。

　なお，先程，サバイバーが今考えたことを話し始めれば止めると述べたが，その対応と，過去と現在を往復するために「今の思考」を尋ねるのとは矛盾しない。「今考えていたことがありますか」という問いは，すでに頭に浮かんでいた考えを「報告」してもらうものであり，「今どう思いますか」と新たに考えてもらうことではない。過去の体験を辿る中で，サバイバーには様々の「感情」「思考」「感覚」「身体反応」が生まれる。それ

に焦点を当てることで今の自己を「意識してもらう」ことが先の問いかけの目的である。問いに対して，例えば「××したのは良くなかったと思いました」という言葉が語られたら，「××したのは良くなかったと思ったのですね。ではその後どうなりましたか」と，それ以上今の考えを展開せず，すぐ過去の出来事に戻ればよい。

トラウマ的記憶は，過去の体験と今の自分が未分化であることを特徴とする。過去の出来事を思い出すと，今それが起こっているかのように，かつてと同じ，感情，感覚などが蘇る。トラウマ性が高いと今ここにいることが意識から消えることさえ珍しくない。二重意識を保ちながら進めることで，そうした未分化な状態に「過去にあったそれらの体験を，今ここにいる自分が語っている」という時間軸の構造がもたらされる。

また，ある出来事に対する理解が，のちの経験や考えの影響を受け，記憶自体が実際の出来事とずれていることがある。一般的に，私たちの記憶は，のちの経験を経た自己によって「事後的」な編集を受けている。例えば，何か失敗した体験を振り返ると，もっとこうしていたらよかった，という思いになることが多いが，その時，幼い自分にそれをする力がなかったことを忘れている。のちに成長した自分を過去に当てはめてそのように考えるのである。時間軸に沿って幼い時からたどっていく作業によって，そうした「後づけ」の考えを切り離して，その当時あるいはその時の自分，つまり，それ以後の人生をまだ経験していない自分を知ることになる。

これらの質問を総合して，どの程度の頻度で質問を投げかけるのかをおよその感覚で言えば，質問と質問の間隔は10〜30秒程度で，その間隔は扱う場面のトラウマ性が高いほど短くなると思っておくとよいだろう。

「語る」の節の最後に，ある子どもの体験を例として示そう。内容を一部割愛ないし改変している。

幼稚園に入る前に，けがした事件があった。家の中で，……か何かか

ら，お父さんが……，お母さんがそれを止めようとした。そのうちにお父さんとお母さんのケンカになった。それでお母さんが電話しようとしたらお父さんが電話機を壊してしまったので，お母さんがブチ切れた。お父さんはそれでむきになって物干しざおを振り上げた。お母さんが危ないと思って……したところに，僕がお母さんを守ろうとして，お父さんとお母さんの間に入った。お母さんがあわてて僕を抱きかかえたので，僕はびっくりして立ち上がり，お母さんの頭より僕の頭が高くなった。

　その瞬間，ブンという音が聞こえて，お父さんのほうを見たとたん，お父さんが振り切った物干しざおがバンと当たった。後で聞いたことだが，物干しざおが落ちないようにするためのネジが出ていて，ちょうどそこが当たった。血がいきなりだらだら流れたので，お母さんはすぐに僕を抱きあげてバーッと走りだした。僕は何が何だかわからない感じで，痛みは感じなくて，泣いていなかったと思う……

　この出来事は，細かなコマ送りのように語っていくことが必要な出来事の典型である。コマ送りで語らなければ，立ち上がり，音が聞こえ，振り返り，その瞬間に竿が当たる，というおそらくは１〜２秒で起こった出来事の記憶を時系列に沿って語ることはできない。そして，その短い時間の出来事を語るために，その何倍もの時間をかけている。通常の語りであれば，恐怖のために想起を回避してしまうような性質の記憶に，一定期間止まっていることが，「馴化」という不安低減効果をもたらす。

　いま示した文は，セラピストがセッション中に取ったメモをもとに文章化したもので，次の項目で述べる「書く」作業によって生まれた自伝の一部である。NETの特徴の一つである文章化の作業について次に述べる。

３．書く

　聞き取りを進める間，セラピストはメモを取る。面接記録のためではなく，出来事の内容を文章化するためのメモである。したがって，記録として重要な名前などの固有名詞や，サバイバーが使った特徴的な言葉や表現

第Ⅰ章　総論：NET を心理療法に生かすために　*13*

は特にメモする必要がある。逐語的に記録する必要はなく，セラピストがそれに基づいてセッション後に内容を文章化できる程度のメモが取れればよい。その程度については個人差があると思われ，セラピストが経験によって自分に適した程度や方法を見つけていけばよい。

　そしてセッション後に，その内容を文章にまとめる作業を行う。「語る」だけでなく，文章にまとめることでその体験が「物語化」される。文章化は重要な治療の一部である。

　先の例では，1〜2秒の出来事が数行の文になっている。こうしたある瞬間に起こるトラウマ的出来事ではその瞬間の記述が長くなり，その前後の出来事についての文章は時間の長さに比して短くなるだろう。「僕を抱きあげてバーッと走りだした」のところには，実は病院に行くために車に乗るまでの経過があり，父親が車に母子を乗せて出発するまでの経過が続くはずだが，語りとしては車内での両親の会話に移っており，数分の出来事が1行にまとめられている。このように，NET によって生まれる「自伝」の文章は，通常の自伝と異なり，トラウマ的出来事に，特に重要な瞬間に焦点を当てたものである。

　先の例で言えば，他の部分には，「小学校は××小学校に入学した。そのころの学校のことはよく覚えていない」や，「Y年生のころから，お母さんは仕事に行くので……仕事が終わると迎えに来て家に帰るという生活だった」といった箇所がある。こうした他の期間や花の物語も含み，人生全体の物語の中にトラウマ的出来事の物語が組み込まれる。書く作業によって，人生の文脈から切り離されて「熱い記憶」となっているトラウマ的出来事を他の人生史の中に位置づけ，全体を俯瞰できる物語となる。

　トラウマ的出来事も他の部分も，「時系列に沿って」書くことが原則である。時系列に沿って語ることが原則であると述べたが，それでも語りが前後することがある。例えば，ある程度進んでからその前の出来事を思い出して補うこともあるだろう。出来事の経過の中に欠けた部分があるように思われ，「XとYの間で覚えていることがありませんか」と問うこともある。時間的に前後することもあるメモの内容を時系列に沿って整理する

作業が治療の重要な要素である。

　ただし，時系列を正確に決めることのできない語りもある。記憶が曖昧であれば，「Xの頃だったかもしれないしもっと後だったかもしれない」などと，語りの曖昧さを反映した文章にすればよい。作成される文章は，今のサバイバーが思い出すことができる限りでの物語である。

　セッション中の語りには，今の感情なども含まれるが，それをどの程度文章に含むかはセラピストの判断となる。基本は出来事の物語が文章化されればよいが，「今考えても恐ろしくなる」など，それを語った今のサバイバーの描写がある程度含まれることは「自伝」として自然であろう。

　あるセッションから得られた文章は，次回のセッションの冒頭で読み上げられる。読み上げられる物語を聴きながらサバイバーの脳裏に再びその出来事の記憶が再生されるであろう。つまり，読み上げが2回目のエクスポージャーとなる。その意味で，読み上げは早口にならないように気をつけて丁寧に行う。また，サバイバーに手渡して読んでもらうことは不適切である。自分で読むと，最も苦痛を引き起こす箇所が飛ばし読みされやすく，エクスポージャーの効果をもたらさないであろう。

　読み上げが終われば，何か修正点がないかサバイバーに尋ね，あればメモして，最終版に反映させる。読み上げる中で，語らなかった内容を思い出すことがある。追加の報告があれば聞き取って，最終版に反映させる。解離性健忘が見られる場合，新たに想起した内容が，トラウマ記憶の処理上重要なものかもしれない。その場合，予定を変更して，セッション一回を使って石を扱う手続きで聞き取る必要がある。

　こうした作業を繰り返すことで，自伝ができあがる。自伝は，最終回にその全体が読み上げられ，最後にサバイバーに手渡される。セラピストは代筆者の立場であり，自伝はサバイバー自身の作品である。自伝の例はマニュアル本に含まれているので参照されたい。マニュアル本には3人のサバイバーの自伝が収録されているが，訳者としての感想を言えば，セラピストによって若干文章のスタイルが異なるように見える。自伝はサバイバーとセラピストの共同作品であり，その書き振りがセラピストによって

ある程度の差があることは自然であろう。

　初めてNETに取り組むセラピストは，自分がまとめた文章がサバイバーに受け入れられるかどうかと不安を感じるかもしれない。それをめぐって多様な感情や思いがめぐっている極めて重大な出来事を扱っているだけに，本人が自分のものと実感できる物語になっているか不安になるのは自然である。しかし，実施の経験から言えば，サバイバーが内容を補ったり，名前の違いなどの単純ミスを指摘したりすることはあっても，文章の書き方全般について違和感を持つことはほとんどない。

　その理由としては二つの要素が考えられる。まず，当然のことながら，文章のすべてがサバイバーが語った内容で構成されていることである。次に，サバイバー当人にとってその内容は，それまでそのような形で振り返ることも，言語化することもできていなかったものである。細部や文体への異和感よりは，「確かにそうだった」という納得感，あるいはそのような文章にまとめられたことへの驚きが勝るのではないだろうか。

4．眺める

　NETには，自身の人生史の全体を眺める視点をもたらす効果がある。こうした視点の形成は，NET第1回に実施する「花と石」あるいは「人生ライン」と呼ばれるワークで開始され，最終回の自伝を通読する体験によっても行われ，最終回にもう一度「花と石」を置くことでさらに進められる。

　「花と石」のワークでは，紐を人生の時間軸に見立てて，束を端に残して伸ばし，その上に「よい体験」を花で「悪い体験」を石で表して置いていく。「花と石」ワークではそれぞれの体験を詳しく話さないことが重要である。「簡単に」伝えてもらう，言い換えればタイトル程度の言葉で表して貰えばよい，例えば，「性被害にあった」「いじめられた」という程度の説明があればそれでよい。加えて，時と場所など，人生全体の文脈に位置づけるための質問を行う。トラウマ性が強い石の体験について具体的に話すと，エクスポージャーが始まってしまう。サバイバーが詳しく話そう

とした時には，すぐ「のちに詳しく話してもらいますので，今はそれだけでいいですよ」と止める。そのタイミングは早ければ早いほどよい。「傾聴する」姿勢のあるセラピストはタイミングが遅くなりがちなので注意しなければならない。

「花と石」のワークの一つの，実際的な目的は，およそどのような出来事があるかを確認し，セッションの区切りと回数の予定を立てることにある。どのような流れで，何回ほどで，NET の作業が進み，終わるのかを共有することで，「X回頑張れば終わる」ことが視覚的に確認されて，モチベーションの維持につながる。

そして，もう一つの目的が，人生を外から「眺める」視点の獲得である。人生の流れを一本の線としてみる体験は，サバイバーにとって新しい体験である。セラピストがスケッチしている間も，サバイバーにとって自身が制作した「花と石」を眺める時間となるので意味がある。過去の人生の全体を俯瞰あるいは鳥瞰する視点をこのワークで 1 回経験したのちに，個々の経験の語りに入り，それぞれの記憶の整理を行ったのち，最後にもう一度「花と石」のワークを行うことで，「眺める」視点がいっそう確かなものとなる。トラウマ性の記憶を多数抱えていると，過去の自分と現在の自分が混ざり合う，事実関係や時系列の理解が混乱している，などの要因から，人生の全体を俯瞰することが難しい。「花と石」のワークは，自伝制作の全体を通して行う作業を象徴するものとなっている。

さらに付け加えるなら，「花と石」でサバイバーの人生の全体を「眺める」ことは，セラピストにとっても印象深い体験である。過酷な出来事に晒されてきた人生を視覚的に実感することで，セラピスト自身も治療同盟の中に自然と入っていくことができる[9]。次のセッションからの「共有する」作業の始まりを告げるワークである。

5．共有する

NET の作業を通して人生史を整理する作業は，最も人と共有しにくい体験をセラピストと共有する体験でもある。恐怖，自責感，恥など，人と

共有することを困難にさせる様々の情動，感情を乗り越えて，体験を人に伝える作業である。

　ただし，多くの心理面接と異なり，NETは，セラピストとの二者関係における体験の共有を目指すものではない。二者関係における信頼関係は，心理療法において重要な働きを果たすが，他方で二者関係の中に止まるならば，サバイバーが外部の社会とつながるという，トラウマからの回復の重要なステップに到達できない。トラウマからの回復に「安全」「想起と喪服追悼」「再結合」の3段階を見たハーマンの理解[10] に照らせば，第3段階に相当するステップである。トラウマ的出来事を含む人生を社会と共有することは，「再結合」の重要な要素である。セラピストとともに自らの人生を眺める経験と，手元に残る人生史が基盤となって，その後の人生の中で社会との再統合を実現する準備が整う。文字化された自伝は，自身の物語が形として外の世界に存在することを意味する。自伝をすぐに他者に見せることがないとしても，信頼できる他者に会った時に，あらためて語り直さなくとも，読んでもらうことができる。あるいは，全体を読んでもらうことがなくても，一度言語化されていることで，必要に応じて部分的に他者に伝えることが容易となる。様々な形の共有可能性に開かれた形にすることがNETの作業である。

　そもそもNETの開発者は，重度の人権侵害を経験した難民が，記憶のトラウマ性のためにその体験を他者に伝えることができない状態にあることに気づき，治療を通して証言を可能にすることを目指してこの技法を開発した。「エクスポージャー療法」と「証言療法」の両原理の統合が開発者の発想であった。サバイバーが希望すれば，証言として自伝を人権擁護組織などに提出することも念頭に入れて実施されてきた。

　日本における臨床場面では，証言として法的手続きに用いられることはまずないと思われるが，それでも「証言」の性質は失われていない。文字として残ることによって，その体験を他者と共有する可能性が生まれ，その対象は今身の回りにいる重要な他者だけでなく，今後出会うかもしれない重要な他者にまで広がる。共有するための資源を手にしていることが安

心感をもたらす。

　この性質は，セラピスト側の姿勢にも影響を及ぼす。一般の心理面接のように，「密室」における二者関係の中で共有することを重視する姿勢ではなく，「あなたの体験を他者と共有可能な形にするための援助者」という立場に立つことが基本となる。この立場は，治療の中で個々の体験を聞き取る姿勢にも差異をもたらす。セラピスト個人への信頼感に支えられた「二者関係」モデルに立つのではなく，他者に伝えるべき出来事に言葉を与えるための技法を身につけている一専門家という役割意識を持つほうがよい。それによって，「どこまで聞いてよいのか」といったためらいが排除され，エクスポージャーがより徹底したものになり，証言の質が上がり，つまるところ治療効果が高まると思われる。

III. 概念の整理

1.「ナラティブ」と「エクスポージャー」の統合

　NET は，その名称の通り，人生を「語る」こと（ナラティブ化，証言化）と，トラウマ性記憶へのエクスポージャーの両者が治療原理となっている。そのそれぞれを扱う，「ナラティブ・セラピー」「エクスポージャー・セラピー」の原理を統合したものと理解されるであろう。しかし，その一方で，2つを組み合わせているために，この2つのセラピーのいずれとも異なった治療法になっているのもまた事実である。NET の特徴を浮かび上がらせるために，ここでそれぞれとの比較を試みてみよう。

2．ナラティブ・セラピーとの比較

　ナラティブ・セラピーは，ナラティブ・アプローチと呼ばれる立場に立ったセラピーである。最近書かれた文章を引用すると，それは，「物語という形式において人々が意味を生きる存在であることに関心をよせ，何らかの事象に迫り取り組もうとする立場の総称」[11] である。「物語（narrative）」と「意味」をめぐるこの立場について詳しく解説しようと

すると，おそらくそれだけで一つの章が必要である。ナラティブ・アプローチについて書かれたものは，その起源に位置づけられるクラインマンの『病の語り』[12]に始まり，わかりやすく書かれた書物，論文，ウェブサイトなど，数多くあるので[13]，それらを参照いただくこととして，ここでは，NET の理解と実践に役立つと思われる点に絞って比較してみよう。

　ところで，内容の比較の前に，一点触れておかねばならないことがある。それは narrative のカタカナ表記の問題である。ここでは「ナラティブ・セラピー」「ナラティブ・アプローチ」という表記を用いているが，それらに関する文献では，「ナラティヴ」という表記が用いられている。実は，NET でも，マニュアル本（初版）の翻訳出版以来，「ヴ」を用いてきた。マニュアル本の第 2 版から表記を「ナラティブ」に変更し，本書でもそれに倣っている。「ナラティヴ」を用いる文献では，それらが，「ナラティヴ・ターン」（物語論的転回）という一つの視点の転換を行う意味を籠めてその表記が用いられているため，「ナラティブ」を用いると，その立場との相違を強調するように受け取られるかもしれない。その変更にどのような意図があるのか説明しておかねばならないところである。

　マニュアル本第 2 版の出版から本章の執筆までの過程であらためてNET とナラティブ・セラピーの関係を考えたが，結論的に言えば，簡単にその違いを述べることは難しく，今後も多くの方が実践する中で関係を考え続けることが重要ではないか，というのが現在の私の姿勢である。ただ，これだけでは，雲を掴むような印象を読者に与えるかもしれないので，考え続けるためのポイントを述べておきたい。

　上で述べた「ナラティヴ・ターン」とは，出来事や現実がまず事実としてあって，それについて言葉によって「語る」という行為がある，という伝統的な「語り」観を転回して，言葉による「語り」こそが意味を持った現実を成立させると考える。私たちのあらゆる理解は，すでに社会的に形作られたものであるとする「社会構成主義（social constructionism）」という考え方である。そして，そうして形作られたものが私たちの生きづらさを生み出している場合，新たな語りを生成することによって，新たな意

味を人生にもたらすことが重要になり，それを目指す実践がナラティブ・セラピーと呼ばれる。

　この考え方と照らし合わせると，NETはナラティブをその原理の一つとしているが，その中核は，トラウマ性記憶を物語記憶（narrative memory）に変えることにある。その中核部について言えば，NETはナラティブ・アプローチに「基づく」とは言えない。これが一つの，しかし重要な，ポイントである。

　その上で，NETはナラティブ・アプローチに矛盾するものではなく，むしろそれをサポートし，目的を共有するとも言える。サポートするというのは，NETが「人生の物語」を紡ぐことを妨げるトラウマ的要素を解消する作業だからである。それに加え，人生史の語りを形成するNETの作業には，社会的に構成された語りを解体し自らの語りを生み出す作業も自ずと含まれる。トラウマ体験には，社会的な，あるいは人間関係的な問題がその背後にあることが多い。家族内の身体的虐待には，ある日のある時に起こる身体的暴力だけでなく，そのような暴力を正当化する親の考え方──例えば子どもには体罰が必要という考えなど──があり，日頃の生活の中でその考え方が子どもに植えつけられている場合がある。そうした考えを解体する作業がNETには含まれる。その意味で，ナラティブ・アプローチと目的を共有している。

　NETは，人生で経験した数々の体験を語り直し，人生史の物語を形成する点で，ナラティブ・セラピーと似ている。しかし，語り直す作業の中核は，社会的に構築されていた物語の脱構築ではなく，トラウマ体験に由来する，言葉で語り伝えることができない記憶を通常の記憶に変え，それを言葉で表現するという意味での物語化である。ナラティブ化の作業が必要なのは，前者ではそれまでの物語が社会的に構築されていたためであり，後者ではトラウマ的な体験が「トラウマ性記憶」となっていたためである。言い換えれば，あくまでトラウマ治療のための技法であるところがNETの本質である。

　NETの作業は，先に述べたように，複数の要素からなっている。その

中に，ナラティブ・アプローチが言う意味で，自らのナラティブ（物語）を生成する作業がどの程度含まれるのか，あるいはどの程度までをその作業とみなせるのかの判断は難しい。基本的な姿勢を言えば，短期療法としてのNETは，トラウマ性記憶の物語記憶化を中核において，できるだけその進行を図りつつ，物語の生成についてはNETを構成する作業の中で自然と起こるのをサポートする程度に止める。そして，トラウマ性記憶に妨げられることがなくなった結果，NET終了後の生活の中で自ずから語りが生成されていくことに委ねる，と言えばよいだろう。実際，NETの結果，過去の体験について家族，友人などの他者に語ることが大幅に可能になるのが普通であり，その過程は長く続いていくと考えられる。必要があれば，その過程を促進するためにNET以外のセラピー，カウンセリングなどの専門的援助を受けることも有効である。それがナラティブ・セラピーであることもあるだろう。

　以上がナラティブ・セラピーとの相違の概略であり，「ナラティブ・ベイスト・メディスン」と表記されているものも含み，様々の実践と共有しやすい「ナラティブ」の表記を用いる理由である。

3．エクスポージャー・セラピーとの比較
　NETはエクスポージャーの原理を重要な要素としている。記憶にアクセスすることで，過去の体験の記憶が活性化され，「再体験」が生じることは，エクスポージャーという名称を用いていなくても，多くの心理療法において，あるいはカウンセリングにも存在する。行動科学に基づくエクスポージャー療法とは原理が異なるとみなされる精神分析あるいは精神分析的心理療法にもエクスポージャーの要素があることはすでに指摘されている。多くの心理療法が人生の出来事を扱うので，自ずとその記憶が活性化されるが，それの扱いや位置づけが治療原理によって異なるのである。
　エクスポージャーという作業を徹底的に行って，過去のトラウマ体験の記憶に対する「馴化」を目指す技法が，持続的エクスポージャー療法（Prolonged Exposure Therapy：PE）であり，NETはその原理を治療手

続きの中に組み込んでいる。つまり，過去の記憶にアクセスし，再体験しつつその内容を言葉でセラピストに伝えていく作業を続けて，エクスポージャーに伴う恐怖，不安反応がピークに達し，自然に反応が低下して通常レベルにまで復帰することを目指している。

しかし同時に，NETとPEの手続きにはかなりの相違がある。PEでは，1回のセッションだけでなく，反応が完全に低下し，想起しても恐怖，不安の亢進がみられなくなるまでエクスポージャーセッションを繰り返し，その間，宿題として自宅でもエクスポージャーを行う。その「徹底性」がPEの特徴と言える。NETは，エクスポージャーと馴化の原理は同じだが，徹底的エクスポージャーは1回しか行わず，その次回に出来事の物語を読み上げる時間が再エクスポージャーになるとはいえ，PEに比べて徹底度は低い。宿題も設定しない。そのため，PEをすでに学んで実践しているセラピストがNETの研修を受けると，エクスポージャーが不十分と感じることが多い。

NETは，エクスポージャーに焦点を当てるとPEに比べて弱いが，他の諸要素との総合で治療効果を目指すものである。その表れの一つと考えられるが，記憶へのエクスポージャーを行いながらその内容を言葉にする時，PEでは「○○をしている」と現在形で語るよう求めるが，NETでは「○○をしていた」と過去形で語るのが普通である（自然と現在形になることがあれば，それを修正することはない）。NETでは，過去の記憶への注目と現在の経験への注目を行き来しながらエクスポージャーを進める。それが今ここで起こっているのではない過去の出来事であるという意識を保ちながら，過去の経験に深く入っていくことを目指す。過去と現在の両方への意識を保ちながら，両者の間を往復できるようにするのである。それは，過去の記憶への馴化とともに，過去の記憶を現在の私が語るという人生の物語の構造を形成するためである。一つのトラウマ体験の整理だけでなく，その体験を含んで語ることができるような人生史を形成することを目指す。治療の時点での馴化がやや不十分だったとしても，記憶の体制化によって回復を図っている。エクスポージャーの要素は重要だが，「人

生史（の全体）を語る」というナラティブの要素があることによって，全体としては違う原理で構成された心理療法だと考えたほうが理解しやすい。

　以上のようにPEとの差異は確かにある。しかし，その違いをエクスポージャーが軽いと表現すると，記憶に深く没入しないかのような印象を与える恐れがある。繰り返しによる徹底が弱いだけであって，エクスポージャー自体は，記憶の要素を漏らすことのないよう，細部に渡って記憶を蘇らせるものであり，サバイバーに相当の負担を求めるものである。PEと比較しなければ，決して「軽い」と受け取られるような体験ではないことを強調しておきたい。

　以上の比較をまとめると，NETは，ナラティブ・セラピーとエクスポージャー・セラピーそれぞれと共通する点を持ちながら，どちらの実践家から見ても，違いが感じられる治療といえる。ナラティブ・セラピーにもエクスポージャー・セラピーのどちらにも相当程度の変更が加えられ，さらにどちらにもない要素が加えられているユニークな心理療法である，という表現が正確であろう。

IV. NET実施の判断

　NETの実施には，どのようなサバイバーに，どのような時期に，どのような方法で，実施するかの判断が伴う。それぞれ，「適応」「タイミング」「技法的工夫」の問題である。これらの判断には，考えるべきいくつもの要素があり，最終的にはそれらを総合した臨床的判断によって適応を判断することになる。その判断要素の多くは，おそらく他のトラウマ焦点化技法の実施でも同様であろう。

　まず，もしサバイバーに併存疾患がなく，その症状が，比較的成長してからの単回性のトラウマ的出来事の累積によるもの，あるいはアタッチメントの障害をもたらさないような出来事によるものであれば，NETの適応であり，基本的な手続きに沿って実施すればよい。適応，時期，方法の

判断がより必要なのは，併存疾患がある場合，トラウマ的出来事の内容に複雑性の要素が強い場合，アタッチメントの障害を伴う場合である。

タイミングについては，トラウマに焦点を当てた治療が不安定をもたらして治療継続が困難になる恐れから，安定化をまず図った上でトラウマ治療を実施することを推奨する「段階的治療」の考え方と，トラウマ治療による不安定低減の効果が期待できることと，安定化を図る段階でドロップアウトする可能性があることから，まずトラウマ治療を行うことを推奨する「非段階的治療」の考え方がある[14]。NETの開発者は，PTSD治療を優先して併存障害の症状の軽減も期待する意味で「非段階的治療」を推奨している。NETが武力紛争被害者への緊急支援の中で開発されたこともその判断に関係しているだろう。筆者の経験から言えば，両者を対立するものと捉えるより，アセスメントに応じて柔軟に対応するのがよいと思われる。また，治療のみではなく，支援の全体を視野に入れると，現在の生活に被害的環境がある場合は，治療よりも，保護やケースワークによってそれを緩和することが優先される。

適応にとって重要な視点は病態水準である。病態水準による適応を考えるための資料として，地域精神医療のケアを受けている重症精神障害にPTSDが併存する患者に対して行われた試行的導入の報告がある[15, 16]。それらによれば，実施可能でありかつ症状全般と生活に改善が見られた例の報告とともに，実施中のケアが重要であることが記されている。NET実践の展開の方向の一つと考えられるが，適応であると結論づけるにはまだエビデンスが乏しいと考えられる。パーソナリティ障害には，困難な生活史に由来するPTSDが併存している場合が多く，人生史の整理に焦点を当てたNETは，治療へのモチベーション形成のためにも意味があると思われる。別の言い方をすれば，パーソナリティ障害と見えている場合，そこに複雑性PTSDの要素がどの程度あるかを見極めてNETの実施可能性を判断することになるだろう。

PTSD症状だけでなく，抑うつ，解離などの併存症状も軽減することを報告している文献は多い。解離は，トラウマ的出来事が引き起こす「恐

怖，白旗，失神」反応に由来し，NETが扱うべき重要な治療対象である。マニュアルp.140〜146の詳しい記述を参照し，解離への対処に準備をした上で実施することになる。「恐怖，白旗，失神」反応を引き起こす出来事のリストが掲げられているので，花と石の内容からNET実施中に起こる可能性をある程度予測することができる。現在に意識が留まりながら過去の出来事を想起する二重意識の形成が治療の鍵となる。ただし，解離性同一症（DID）を含む重度の解離は，長年の複雑性トラウマを経て防衛反応が重層化し，固定化したものと考えられる。解離がストレスへの重要な防衛手段となっており，逆に言えば，解離があることで生き延びていけるようなストレス下に現在も置かれていることがある。解離症状評価尺度であるDES-Ⅱによるカットオフ値以上，病的な解離指標DES-Tの8項目に該当する場合など，重いあるいは病的な解離症状が認められた場合，解離の軽減を図ることの可否と，現在の生活における安全性について吟味することが必要である。DIDと診断される場合は，DIDの治療論を優先し，その中でトラウマ処理が有効と判断された時にNETの選択の可否を考えることになるだろう。

　以上，適応について述べたが，NETを導入する際の判断には，生活環境における安全性，薬物やアルコールの使用，自殺を含む破壊的行動のリスクなど，トラウマ焦点化療法を実施する際に留意すべき基本的な事項が重要である。また，治療の準備過程において形成される，患者の治療意欲と環境およびセラピストとの共同関係の形成が基準となる。

　その一方で，筆者にはこのような経験もある。児童福祉領域で，過去の数々の出来事による専門職への強い不信感から起こした暴力によって孤立していた思春期の子どもがいた。残された最後の方法として，外部者であるセラピストが，「過去の体験を整理する方法があるが試してみないか」というメッセージを伝え，「したほうがいいとは思う」という子どもの言葉を手がかりに会って動機づけを行い，実施した。終結後，周囲への不信感は消えなかったものの（それは正しい感覚と思われた），精神的，行動的に落ち着きを見せ，自立の準備に取り組むことができた。この例では，

精神障害の要素は少なく，長年にわたる関係性の悪化が問題の中核と思われたことと，簡単な説明でも「必要」「有用」と理解できる性質がNETにあることから，危機介入として用いることができた。NETが危機的な状況下で開発され，どのような文化でも了解される「物語」を紡ぐ作業を軸に構成されていることがこのような使用につながったと考えられる。

　発達障害については，特性に合わせた工夫を個別に考える必要があるが，可能である。強い発達特性を持った子どもは，養育者とも，子ども間においても否定的な体験をするリスクが高く，数々のトラウマ体験を積み重ねていることがある。そして，それらの体験から強固になっている他者および自己への否定的認知は強固で，修正が難しい傾向がある。しかしそれでも，代表的な「石」を選んでエクスポージャーの対象とすることに意味があるであろうし，「石」ばかりに意識が集中している場合は，「石」の処理を一旦置いて，「花」を発掘する作業に集中することで不定的認知の緩和を図ることができる。NETの応用的活用と言えるだろう。

　最後に「どのような方法で」実施するかという点のうち，ネグレクトの扱いについて触れておきたい。基本的手続きと，解離を含む「難局」への対応はマニュアルに十分記述されているが，ネグレクトの要素が強いサバイバーについての記述がないからである。アタッチメント理論の観点から言えば，回避型アタッチメントが形成されている場合に当たる。複雑性PTSDのサバイバーの人生史には，しばしば提供されるべきであったケアが日常的に不足していた期間が含まれる。そうした経験を持つサバイバーにとって，一人でいることが日常であり，「石」の出来事を特定して語ることが困難である。

　マイノリティが経験する「敗北者モデル」という言葉で表現されるストレスや，マイクロアグレッションという言葉で表現されるものも「石」の出来事として語ることが難しい。それらは，大きな事件ではなく日常的に続く排斥感等が与える作用であり，そうしたストレスが複雑性PTSDの背後にある可能性が指摘されている[17]。NETでは，性的マイノリティの経験するマイクロアグレッションの蓄積の結果としてのPTSDに対応するた

めのTA（Trans-Affirmative）-NETが考案されている[18, 19]。手法としてはホームワークでの自伝作成を主軸とし，エクスポージャーより，性的マイノリティのアイデンティティにとって重要な節目を思い出し記述する人生史の構築に重点を置く。肯定的体験や要素を発掘して位置づけることを重視しながら，アイデンティティの確認，安定化が図られる。

　TA-NETも参照してネグレクト体験の扱いを考えると，手続きは通常のNETで行いながら，人生史の節目における重要な体験を，肯定的側面に注目しながら人生史に組み込むことを目指すとよいと思われる。またネグレクト体験は，無価値観，自尊心の低下などを引き起こしているにもかかわらず，慣れや過小評価によってその影響が自覚されていないことが多い。NETの進行の中で，自らの症状をそうした経験から受けた作用の結果だと自覚することは，複雑性PTSDの一症状に位置づけられている否定的自己概念の修正に繋がる（第Ⅳ章p.134-136，Q & A p.174-175も参照）。

　NETは，自伝的記憶の整理・構築による安定した人生史の所有という大きな目的の中で，サバイバーの状態に即した工夫を加えることができる技法である。筆者には，最も大きな石のエクスポージャーを行わないまま，その存在を確認して位置づけた人生史の構築と心理教育を行った経験もある[4]。こうした工夫に関しては，今後も議論を重ねていくことが必要である。

Ⅴ．NETによる認知の修正

　重大な出来事を詳細に扱いながら，人生史の物語を生成していく過程で，自己，他者，社会などに関する否定的な認知にしばしば出会う。サバイバー自身も自らの「認知」の特徴に関心を持ち，例えば「私には物事を悲観的に考える傾向があるのですが」と認知について語ることもあるだろう。サバイバーの否定的認知を話題に取り上げて，「認知の修正」を行うことができれば治療的である。しかし，NETは，認知を治療のターゲットとして取り上げてその修正を治療プロトコルの中に組み込むことを

していない。それは，NETがトラウマ性記憶を構成している感覚にアプローチし，それに言葉を与えることを最優先するからである。マニュアル[4]では，体験の「分析や評価」は後に行うことが可能と記されている（p.117）。

しかし，それはNETが認知に作用しないという意味ではない。NETの要素として掲げられる先述の6項目中4）は「認知」への効果であり，マニュアルの「認知の再構成とその後の日々」の項（p.121～123）にはNETによる認知の変化が記述されている。認知の修正を直接目指す技法が組み込まれていないものの，NETの効果にとって認知の変化は重要な要素であり，その変化が検討されている[20]。

認知の修正，あるいは再構成については，認知処理療法（CPT）を代表として，それを治療の主要素とする心理療法がある[21]。それらの技法では，否適応的な認知を治療のターゲットとして，それを生み出した過去の体験の記憶をたどることで修正を行う。また，EMDR（Eye Movement Desensitization and Reprocessing）には適応的認知の編み込みの手法がある。では，認知を直接のターゲットにした手続きを持たないNETの中でどのようにして認知の変化が起こるのだろうか。ここで，そのメカニズムを考えてみよう。

まず，「エクスポージャー」による不安の低減に認知の修正を引き起こす働きがある。つまり，馴化によって記憶に付随する不安，恐怖反応が低減されれば，出来事の振り返りが可能になり，認知の再処理が可能になる。言い換えれば，NET以前からサバイバーが持っていた理解力が十分発揮できるようになる。NETが認知の修正を積極的に行う手続きを含んでいないのは，サバイバーの本来の認知処理力を信頼し，それに処理を委ねているからである。

次に，エクスポージャーの過程を詳しく見ると，認知の修正を促進する手続きが含まれている。NETでは，出来事をコマ送りで振り返るプロセスで，認知にも焦点を当て，「その時に考えたこと」を明確に思い出すことを促進する。その考えが後の認知へ与えた影響が理解されたり，出来事

の最中に十分注目が向けられなかった事柄の発見と，そのときの「考え」とが結びつけられて，認知が修正されることがある。エーラーズらは，夫が助けてくれなかったという記憶の詳細な検討から，夫は倒れていて助けることができなかったことを見出した例を挙げているが[21]，NETでもこうした修正が自然と起こることは珍しくない。また，NETで行われる過去と現在の往復は，現在の自己と過去の自己の分化を促進する。両者の未分化，混同が多くの認知の歪みをもたらしていることを考えると，認知の修正の促進につながる。その分化は，一つの外傷的エピソード（石）の処理過程で形成されるだけでなく，いくつもの石について同じ作業を行う中で，認知全体の構造としても形成される。言い換えれば，現在の自分が過去の出来事を振り返っているという意識の在り方が次第に形成されていき，両者の混同による歪みが修正される。

　セラピストは，エクスポージャーの後の時間や，次の回の最初のサバイバーの語りの中に見られる認知の変化の兆しに注意を払っておく必要がある。しかしその際，どのようにその認知の変化が起こったのかを詳しく聞き取って，それについてセラピストの考えを述べる必要はない。自発的に振り返り，考えるプロセスは，自発的な情報の処理が進んでいることの表れなので，それが健康へ向かいはじめていることの印だとサバイバーに説明してもよいであろうが，それ以上はサバイバーに委ねるのがNETの姿勢である。

　サバイバーがエクスポージャーの途中で体験についての「考え」を語り始めた時は，「ではそのあとどうなりましたか」と介入して体験の続きに進むのがよい。NETでは，感覚，情動，身体反応に関する問いと並んで「今考えていることは何かありますか」と現在の認知を尋ねることがあるが，それは，すでに存在する認知に意識を向けるためであって，今新しく考えることを求めるものではない。

　全体を通してNETが重視する記憶の「文脈化」は，認知の再構成でもある。トラウマ的出来事をその時代，周囲の状況，背景と結びつけて理解することは，その出来事の意味を捉え直すことにつながる。先に「眺め

る」という要素の中で述べたように，「花と石」のワークがすでに大きな枠組みとしての人生全体の中に出来事を位置づける作業である。人生の文脈があることを理解する視野を持つことでさらに詳細な文脈化が促進される。

「石」の記憶へのエクスポージャーも，文脈から切り離されたトラウマ性記憶を文脈の中に置き直すことを目指している。その出来事が起こる前の状況に注目しながら，どのような時のどのような場所でどのような状況の中で起こったのかを確かめつつ進める。その作業は，エクスポージャーの中においても，セッション後の文章化においても続く。出来事を自伝という文章の中に収めることは，人生の文脈の中で出来事を理解することを促進する。トラウマ的出来事のある側面だけが突出して理解されることで生じていた歪みが修正される。過去の出来事の認知の修正は，現在の認知の歪みの修正に自ずとつながる。過去に否定的体験を積み重ねる中で形成されてきたものが現在の認知の歪みだからである。

たとえば，数々のトラウマ的出来事のために無力化していたことに気づけば，自分の弱さが招いたことと考えていた，その後の出来事への認知が修正されるだろう。あるトラウマ的な出来事によって生じた「小学校低学年は暗黒時代だった」という認知が，その時代にも肯定的な出来事があったという理解と結びつけられるかもしれない。

「花」で表される「肯定的体験」は，自己や世界に対する全般的，根本的な認知である「基底的想定」を否定的なものから肯定的なものに変える作用がある。エクスポージャー前のサバイバーの意識は石に集中し，花についてはその小ささや少なさばかりを感じているかもしれない。しかし，「花と石」のワークは，以後の語りに花も含まれることを印象づけて，肯定的な認知を形成する準備となる。肯定的要素は，「花」として紐上に置かれた出来事だけでなく，石の体験の中に花的要素が隠れていることもある。自身の落ち度と考えていた出来事について，その状況の中で最大の努力をしたと気づくことがある。あるいは，忘れていた他者の助けに気づくこともある。「石」の体験の中に隠れている，自己ないし他者に由来する

リソースの発見によって，自然と適応的な認知へと導かれる。

　NETは，以上のような作用の総合によって，「自伝的記憶の積極的再構成」を行うのだが，その結果形成される「自伝的物語記憶」自体が一つの認知的構成物である。事実にできるだけ即した自伝的記憶の形成は，認知の歪みの修正の過程でもある。

　最後に，「証言」という性格による「人権」や「個人の尊厳」の回復が認知の修正を伴う。自身の人生史の全体が人に聴かれ，人に伝えることができる形で残ることによって，個人的関係においても社会においても自己が位置づけられる。自己に関する大きな認知の変化がそこに伴っている。

　以上述べたように，NETの作業には認知の修正をもたらす要素が多数含まれている。修正が必要と思われる認知を見出したとしても，通常の手続きで時間軸に沿って先に進む中で，ここで述べたような認知の修正につながる要素をしっかり働かせるのが基本である。NETの全体が終了してから，自ずと修正が起こることもある。それでも残された課題はNET後の治療面接で扱うことが望ましい。

VI.　子どものためのNET（KIDNET）

　研修会では，適応年齢についてしばしば質問が出る。子どもに用いるNETは，KIDNETと呼ばれ，その解説論文[22]の一部が本書第Ⅲ章で紹介されている。児童精神科における実践については第Ⅲ章，児童福祉領域の実践については第Ⅴ章を参照いただきたい。KIDNETの対象年齢は幼稚園の年齢から思春期までが想定されている。言葉で体験を語ることができれば，年齢や子どもの特性に応じた対応によって幅広い年齢の子どもを対象とすることができる。

　筆者の経験から言えば，実施の可能性は，年齢よりもむしろ子どもの生活環境，実施のための準備体制といったものによって決まる。NETに限らず，トラウマに焦点を当てた治療を行うには，治療場面はもちろん現在の生活環境において安全が確保されていることが必要である。子ども

にNETの実施を考えるような場合，特に，多数のトラウマ的な出来事を経験した子どもの場合，家庭あるいは代替養育の環境が現在も不安定であることがあり，外からは見えなくとも，子どもの症状をもたらしたのと同じ性質が現在も環境中に存在する場合がある。多くの場合，子どもが今抱える症状や，トラウマに起因する行動が「問題」として捉えられて，支援や治療ではなく「指導」の対象とされていることが多い。そうした状態から出発してNETの実施が可能になるには，治療以前に，生活環境の改善や，子どもが長時間を過ごす場におけるTIC（トラウマインフォームドケア）によって，一定の安全を確保することがまず必要である。その確保の過程は，現在子どもと生活をともにしている養育者とNETの実施について，その目的，方法，実施中に起こりうる困難などについての理解を共有し，治療過程をともに支える連携関係を形成する過程でもある。第Ⅲ章で「NETはトラウマ症状に対峙するための最後の1ピースのような存在」と表現されている通り，そこに至る過程が治療の大きな部分であることが多い。

　その一方で，特に家族と離れて子どもが暮らしている児童福祉施設では，施設環境に安定と共通理解があれば，NETによってまずトラウマによる症状を軽減することで，状態が大きく改善される例も経験する。実施の時期については事例のアセスメントを通じて，個別に判断していく必要がある。

　児童福祉領域では，「人生史」を形成するために重要な，もう一つの要素を考慮しなくてはならない。それは，「子どもが知らない事実」とその「告知」である。数々のトラウマ的出来事を経験した子どもは，不安定な生活環境，親子関係を経験しており，その結果，通常であれば自然と理解しているはずの，家族関係などの理解が混乱していたり，そもそも知らされていない場合もある。それは，通常の環境であれば当然知っているはずの情報に空白があるという意味で，「知る権利」が剥奪されている状態である。そのため，重要な事実を「告知」し，人生史に関する情報を整理する「ライフストーリー・ワーク」が必要である。

そのため，人生史の整理のために必要な「正しい事実の理解」と治療としての「トラウマ的記憶の処理」という2つの要素を，子どもの支援にどのように組み込むか考える必要がある。私の個人的判断では，NETの実施は，「知識」という観点から子どもの人生史が整理されたのちのほうがよい。ライフストーリー・ワークによって，上記の環境の安定と共通理解が進み，その先に残された過去の出来事によるトラウマ的作用について時期を選んでNETを実施するという流れが考えられる。

トラウマ症状があるために過去に触れることが難しく，ライフストーリー・ワークが困難である場合は，NETの方法を用いて，その中に「告知」の要素を組み込むのも一つの方法である。実際その方針で実施した例を私は経験している。トラウマに配慮したライフストーリー・ワークの試みも行われており，NETとの連携関係については今後さらに整理していく必要がある。

KIDNETの進め方について，自伝的記憶の発達の観点から若干補足しておこう。自伝的記憶が時間軸に沿って整理され，××年にあった，あるいは××年前にあったことという形で語る力は，おおむね小学校中学年の間の認知発達によって伸びると考えられている。その意味で，「時系列に沿っての整理」という作業の価値は，小学校中学年あたりを超えて高まり，思春期，青年期とさらに確実なものとなると考えられる。小学校低学年までの子どもの記憶は，トラウマの作用がなくても時系列がまだ明確ではないと考えておくとよいだろう。そのため，時間軸という「文脈」の価値よりも，人間関係，場所などを重視した「文脈化」と，肯定的な要素の発見に重点をおくとよい。

KIDNETでは，「花と石のワーク」に，「スティック」（加害体験）と「キャンドル」（喪失体験）が加えられている。成人に対しても必要に応じて用いられている技法である。「スティック」についての肯定的な説明（例えば，「悪い奴をやっつけた」）を受け止めること，「喪失体験」の対象には大切なものや故郷なども含まれることに注意したい。「花」の確認と発見は，大人のNETでも重要だが，KIDNETではとりわけ大切と思われ

る。また，子どもの支援全体を考えると，のちの人生史にとって「花」となり得る体験の創造と蓄積が重要な課題である。

VII. 近年の動向

近年も NET は紛争地域や，トラウマ的経験を経た移民・難民を受け入れた地域を中心に実践が積み重ねられている。実践形態にも基礎研究にも新たな展開がある。実践家，研究者の参考のためにそのいくつかに触れておきたい。

実践的な意味で注目すべき展開として，オンライン実践[23] と，コミュニティ支援への応用がある。オンラインによる心理療法は，新型コロナウィルス流行によって他の技法でも広がったもので，NET もその形態に十分対応できる技法と思われる。

コミュニティ支援への展開は，NETfacts health system[24, 25] と名づけられたもので，NET の特質をある意味最大限に拡張したものと言える。地域全体を襲うトラウマ的な事象の作用は「個人を越えて，家族に，コミュニティに，社会システムに派生し，世代を超えて受け継がれていく」という理解に基づき，その作用を予防し，コミュニティを健康なものとするために開発されたものである。コミュニティの代表者たちとの協力関係を形成し，PTSD のスクリーニングと個人 NET の実施，コミュニティメンバーのグループによる「集合的人生ラインワーク」（コミュニティが経験した出来事を協力しながら花と石で置く），PTSD 発症に至っていない成員に対する 1 回のみの NET ワークによるトラウマ的出来事の言語化，という実践を通して，コミュニティが経験した出来事の共通理解を形成していく。個人 NET で語られた情報を匿名で用いることも含め，いわば，事実に基づいてコミュニティが歴史を共有していく作業である。

本書の扱う範囲を若干越えるが，小さなコミュニティを対象としたこの実践の知見を大きなコミュニティとしての日本社会に適用してみると，戦争，災害が社会全体に及ぼしてきた作用を理解する手立てとなると思われ

る。強いトラウマ的作用を受けながら，体験者，被災者にとっても，多くの市民にとっても，記憶を整理して物語化する機会がないという個人史の問題があり，他方で社会で共有できる物語がなく，対話が難しく，異なった理解の間の衝突が生まれるという集合的人生史の問題がある。個々の人生史とコミュニティの歴史のいずれの観点から見ても，日本社会には多くのトラウマ的作用と事実認識の混乱が残っている。

　基礎的な研究では，NETの効果について生物学的基礎を検証する研究がある。知見が蓄積されつつあるトラウマによる神経組織の変化，DNAレベルのエピジェネティックな変化と治療によるその回復がNETにおいても確認されている[26]。

　最後に，NET実践の国際的展開に触れておく。NETは，ドイツのコンスタンツ大学を中心とする国際的チームによる人道支援から生まれた。2007年に開催されたヨーロッパ・トラウマティックストレス学会（ESTSS）のワークショップではじめてNETに出会った頃は，初版マニュアルが公刊されてまだ2年しか経っておらず，実践家は開発者のグループと実践現場における共同実施者に限られていた。しばらく後の時期の効果検証レビュー論文で，効果が検証されつつあるが，開発者チーム以外の手による検証が行われることが今後の課題と指摘されているのを読んだことがある。日本で実践するためにまずマニュアル本の翻訳が必要と考えて日本語版を出版したのが2010年で，英語版，ドイツ語版に続いてのものだったと思う。それが現在では，フランス，イタリア，韓国，オランダ，ペルシャ，ポルトガル，スロヴァキアの各言語版が出版されるに至っている。『PTSD治療ガイドライン［第Ⅲ版］』[2]で推奨されてからはさらに需要が高まっていると聞く。

　また，武力紛争，難民・移民といった，開発の背景にあった人権侵害の様々が解決に向かうどころか，ますます世界に広がっている状況が，その需要につながっていると思われる。個人が経験するトラウマ的出来事に関する証言の生成を一つの目的として生まれたNETは，コミュニティ全体が経験するトラウマ的出来事の証言を生成する実践も生み出した。トラウ

マ的出来事は，それに関わる個人，集団の間に困難な関係性を生み出す。その関係性が連鎖を引き起こし，増幅させていくことを防ぐために，トラウマという視点による理解と，トラウマ性を軽減する実践が必要である。NET実践は，その軽減の方法の一つであると同時に，その必要性を理解する機会でもある。

文　献

1) Schnyder, U. & Cloitre, M. : Evidence Based Treatments for Trauma-Related Psychological Disorders : A Practical Guide for Clinicians. Springer, 2015. (前田正治・大江美佐里 (訳)：トラウマ関連疾患心理療法ガイドブック. 誠信書房, 東京, 2017.)

2) Forbes, D., Bisson, J.I.(Editor), Monson, C.M. & Berliner, L.(Eds.) : Effective Treatments for PTSD : Practice Guidelines from the International Society for Traumatic Stress Studies, 3rd Edition. The Guilford Press, 2020. (飛鳥井望・亀岡智美 (訳)：PTSD治療ガイドライン 第Ⅲ版. 金剛出版, 東京, 2022.)

3) Schauer, M., Robjant, K., Elbert, T. & Neuner, F. : Narrative Exposure Therapy (NET). In : Ford, J.D. & Courtois, C.A. (Eds.), Treating Complex Traumatic Stress Disorders : An Evidence-Based Guide. Guilford Press, p.309-331, 2020.

4) Schauer, M., Neuner, F. & Elbert, T. : Narrative Exposure Therapy - A Short-Term Treatment for Traumatic Stress Disorders, 2nd Revised & Expanded Edition. Hogrefe Publishing, 2011. (森茂起・森年恵 (訳)：ナラティブ・エクスポージャー・セラピー 第2版. 金剛出版, 東京, 2023.)

5) 森茂起：ナラティブ・エクスポージャー・セラピー：傷を語る. 臨床心理学, 20：48-52, 2020.

6) 森茂起：ナラティヴ・エクスポージャー・セラピー (NET) における認知再構成について. 精神科治療学, 35：629-634, 2020.

7) 荒川和歌子・森茂起：ナラティヴ・エクスポージャー・セラピー施行におけるアセスメント. 野呂浩史 (編)：トラウマセラピーのためのアセスメントハンドブック. 星和書店, 東京, p.217-232, 2021.

8) 森茂起：ナラティヴ・エクスポージャー・セラピーの活用と工夫. 飛鳥井望 (編)：複雑性PTSDの臨床実践ガイド―トラウマ焦点化治療の活用と工夫. 日本評論社, 東京, p.129-148, 2021.

9) Dix, J. & Fornells-Ambrojo, M. : Therapists' experience of the lifeline in narrative exposure therapy. J Traumatic Stress, 36 : 106-116, 2022.

10) Herman, J.L. : Trauma and Recovery. Basic Books, New York, 2022. (中井久夫・阿部大樹 (訳)：心的外傷と回復 増補新版. みすず書房, 東京, 2023.)

11) 安達映子：ナラティヴのこれまで・これから：ポリティカルでクリティカルで
ソーシャルな場所へ．シンリンラボ，＃3，2023.9.3.（閲覧：2023.11.5.）

12) Kleinman, A. : The Illness Narratives : Suffering, Healing, And The Human
Condition. Basic Books, New York, 1988/2020.（江口重幸・上野豪志・五木田
紳（訳）：病いの語り：慢性の病いをめぐる臨床人類学．誠信書房，東京，
1996.）

13) ウェブ上で読むことのできるわかりやすい解説には，前注に記したものの
他，日本保健医療行動科学会の「ナラティヴ・アプローチ」（https://www.
jahbs.info/TB2017/TB2017_1_6_3.pdf）（閲覧：2023.11.12）がある。

14) 飛鳥井望：複雑性PTSDの診断概念と治療をめぐる考察．飛鳥井望（編）：複
雑性PTSDの臨床実践ガイド：トラウマ焦点化治療の活用と工夫．日本評論
社，東京，p.23-41，2021.

15) Breinlinger, S., Pütz, Ann-K., Stevens, N.R., Mier, D., Schalinski, I. & Odenwald, M. :
Narrative Exposure Therapy in challenging and conditions. Maltrattamento e
Abuso All' Infanzia, 22(3) : 37-50, 2020.

16) Mauritz, M.W., Goossens, P.J., Jongedijk, R., Vermeulen, H. & van Gaal, B. :
Investigating the efficacy and experiences with Narrative Exposure Therapy
in Severe Mentally Ill patients with comorbid Post-traumatic Stress Disorder
receiving Flexible Assertive Community Treatment : A mixed methods
study. Frontiers in Psychiatry, 13 : 804491, 2022.

17) 金吉晴：複雑性PTSDの診断と対応．精神療法，47(5)：12-18，2021.

18) Lange, T.M. : Trans-affirmative narrative exposure therapy (TA-NET) : A
therapeutic approach for targeting minority stress, internalized stigma, and
trauma reactions among gender diverse adults. Practice Innovations, 5(3) :
230, 2020.

19) Julian, J.M., Held, J.I., Hixson, K. & Conn, B.M. : The implementation of narrative
exposure therapy (NET) for transgender and gender diverse adolescents and
young adults. J Child & Adolescent Trauma, 16(3) : 1-10, 2023.

20) Lely, J.C.G., De la Rie, S.M., Knipscheer, J. W. & Kleber, R.J. : Stronger than
my ghosts : A qualitative study on cognitive recovery in later life. J Loss and
Trauma, 24(4) : 369-382, 2019.

21) クラーク，D.M.・エーラーズ，A.・丹野義彦（編・訳）：認知処理療法：対人恐
怖とPTSDへの認知行動療法—ワークショップで身につける治療技法—．星和
書店，東京，2008.

22) Schauer, M., Neuner, F. & Elbert, T. : Narrative Exposure Therapy for Children
and Adolescents (KIDNET). Landolt, M., Cloitre, M. & Schnyder, U. : Evi-
dence-Based Treatments for Trauma Related Disorders in Children and
Adolescents, Springer Publishers, p.227-250, 2017.

23) Kaltenbach, E., Chisholm, M., Xiong, T., Thomson, D., Crombach, A. & McGrath, P.J. : Online narrative exposure therapy for parents of children with neuro-developmental disabilities suffering from posttraumatic stress symptoms-study protocol of a randomized controlled trial. European Journal of Psycho-traumatology, 12(1) : 1991650, 2021.

24) Robjant, K., Schmitt, S., Elbert, T., Chibashimba, A. & Koeach, A. : The NETfacts health system : An integrative approach to counter the mental sequelae of trauma and violence at the individual and community level. Child Abuse and Maltreatment : Interdisciplinary J, 3, 2021.

25) Koebach, A. & Robjant, K. : NETfacts : A community intervention integrating trauma treatment at the individual and collective level. European J of Psychotraumatology, 12(1) : 1992962, 2021.

26) Carleial, S., Nätt, D., Unternährer, E., Elbert, T., Robjant, K., Wilker, S., Vukojevic, V., Kolassa, I.-T., Zeller, A.C. & Koebach, A. : DNA methylation changes following narrative exposure therapy in a randomized controlled trial with female former child soldiers. Scientific Reports, 11(1) : 18493, 2021.

第 Ⅱ 章

ナラティブ・エクスポージャー・セラピー の成人・医療領域における実践

荒川和歌子* 野呂浩史* 森 茂起**
*南平岸内科クリニック **甲南大学名誉教授

Ⅰ. はじめに

心的外傷後ストレス障害（Post Traumatic Stress Disorder：PTSD）を はじめトラウマ関連症状の治療の基本は，心身と環境の安全を確保した上 で，患者が本来持っている回復力を発揮できる環境を整えることである。 次の段階として，個々の患者の状況に応じ積極的な介入法の導入の有無 が決定される。国内外における報告では，PTSDの治療にはナラティブ・ エクスポージャー・セラピー（Narrative Exposure Therapy：NET）の ほかに，感情と対人関係の調整スキルトレーニング&ナラティブ・ストー リー・テリング（Skills Training in Affective and Interpersonal Regulation followed by Narrative Story Telling：STAIR/NST），持続エクスポー ジャー療法（Prolonged Exposure therapy：PE），眼球運動による脱感作と 再処理法（Eye Movement Desensitization and Reprocessing：EMDR） や認知処理療法（Cognitive Processing Therapy：CPT）などが有効な治 療法とされている。

しかし，わが国ではトラウマ焦点化療法を施行できる専門家の数が少な く，十分に普及しているとはいえない状況である。現実的には，外来で精 神科医に可能な精神療法的介入は，リラクセーションの指導などを含めた

心理教育と支持的精神療法である。これらと選択的セロトニン再取り込み阻害薬（Selective Serotonin Reuptake Inhibitors：SSRI）を中心とした薬物療法との組み合わせが治療の柱になる場合が多い。PTSD治療をより効果的に行うためには多職種の医療関係者および行政などとの連携・協働が望まれる。今回，当院（南平岸内科クリニック）における成人のPTSDを含むトラウマ関連症状へのNETの実際を紹介し，トラウマ治療におけるチーム医療の重要性について検討する。

II．NET施行におけるアセスメントのポイント[1]

NETは医療領域だけでなくその他の領域，例えば福祉領域においても用いられることが多いことから，医療領域での患者を含めNETを受ける者を「クライエント（以下Cl）」，NETを実施する治療者を「セラピスト（以下Th)」と表記する。

NETに限らずどのようなトラウマセラピーを施行するにせよ，その治療に入る前のアセスメントで押さえておくべきポイントや重要な点は共通していると思われる。その上で，ここでは特にNETの導入を念頭に置いた際のアセスメントについてまとめた。治療前のアセスメントは，Clの状態・症状評価，NETの適応やClの治療意欲の検討が主となると思われる。

アセスメントは治療開始前に限らず，治療中，治療後と継続的に行われるものである。NET施行中のアセスメントには，Clの人生史そのものの理解と評価，NET施行中のClの状態・症状，およびその変化の評価，NETの進捗状況の検討が含まれる。特にNETがうまく進んでいないと思われる場合，難局をどう理解し，どのように乗り越えるかが非常に重要である。NET施行後のアセスメントには，Clの状態・症状，およびその変化の評価，NET施行を通して得られたもの，今後に残された課題についての検討が含まれる。以下，NET施行におけるアセスメントについて，NET施行前，施行中，施行後に分けて論じる。

第Ⅱ章　ナラティブ・エクスポージャー・セラピーの成人・医療領域における実践　**41**

表1　NET施行に際してのアセスメントのポイント

検討事項		対応など
トラウマセラピー導入の大前提	Clの心身の安全，心理的安定度	心身の安全が確保されていない場合，まずはケースワークや環境調整などが優先される。自殺，自傷などのリスクアセスメントも重要。
	Th側の準備性	Th側の回避は治療阻害要因となる。十分なエクスポージャーを行える，かつそれを継続していける体制を整える。
	Clの治療意欲	Clの症状，NETの治療原理などについて十分な情報提供と心理教育を行った上で，治療のメリットだけでなく，デメリットやリスクについては特に明確に説明し，インフォームド・コンセントを得る必要がある。
Clの状態・症状評価	現実吟味能力	明らかな精神病状態であれば，NETに限らずどのようなトラウマセラピーも禁忌であると考えられる。
	外傷体験の数・質	その複雑性や，重要な他者との死別（喪失体験）を含むかなどを検討。NETで整理する価値のある体験について幅広くその存在を見積もる。ただし，ここですべてが語られるとは限らないことに注意。
	PTSD診断を満たすか	DSM-5・ICD-11におけるPTSDの診断基準に準拠して検討する。NETは「複雑性PTSD」への対応を念頭に置いた技法であると考えられるため，この点からの検討も必要。
	解離症状と程度。心理的防衛としてどの程度役立っているか	人生史の継続的な語りが困難なケースでは解離性障害の治療が優先されるかもしれない。人生史の一部の記憶が曖昧であったり，重要なトラウマの記憶がNET開始前には想起されないのはよくあることであり，このような場合にはむしろNETがより有用であるともいえる。一方で，NETによる解離の急速な軽減が生活上の困難をもたらす可能性にも留意。
	併存疾患・パーソナリティ	場合によっては併存疾患に対する治療がNETの導入よりも優先されるが，症状が「PTSDの中核症状の延長にほかならない」と理解される場合は，むしろNETを含めたトラウマセラピーの導入を検討する。特に神経発達症が併存している場合，NETによる記憶の処理に困難をきたすことがあるので工夫が必要。

1．NET施行前のアセスメント（表1）

1）トラウマセラピー導入の大前提

　NETの導入を検討する前提となるのは，Clが現在，心身の安全が確保された環境にあるということである。そうでない場合，例えば今現在もまさに被害が続いているような状況では，いかなるトラウマセラピーもその

治療効果を発揮することは困難である。このような場合，まずはケースワークや環境調整などが優先される。

　また実施する側，Thの状況がいかなるものであるかも重要である。エクスポージャー法の一形態であるNETでは治療は"Clの回避"との闘いとなることも多く，NETのテキスト[2]では"Th自身の回避"が治療の大きな妨げになる可能性について論じられている。エクスポージャー法では，不完全なエクスポージャーは効果に乏しいだけでなく，逆にClの不安や恐怖を増大させ，むしろ症状・状態を悪化させる可能性すらある。Thは，自身がNETの治療原理について心から納得できているのか，Clの外傷的な語りを継続して聴き取る用意はあるのか，NETを進める上で難局に遭遇した場合どのようにそれを乗り切る見込みがあるのか，同僚や上司などを含め所属施設全体としての協力やサポートは得られるのか，また，スーパーヴィジョンなど外部のサポート体制は利用可能か，などについて検討する必要がある。この意味で，Th自身や治療環境についてのアセスメントも治療の前提として重要である。NETを含め，トラウマセラピーを実施する状況にないと判断した場合には，しかるべき機関へのリファーを検討すべきであろう。

　2）Clの状態・症状評価

　①現実吟味能力

　本人からの聞き取りにせよ心理検査の実施にせよ，アセスメントにおいてClの現実吟味能力の問題がまずはじめに検討されるべきである。例えば明らかな精神病状態が認められる場合，外傷体験にまつわるアセスメント自体が侵襲的になり，本人の精神状態を脅かしかねない。また，外傷体験そのものが妄想的症状の産物である場合もある。このようなケースにおいてはNETに限らずどのようなトラウマセラピーも禁忌であると考えてよいと思われる。

　②外傷体験の数や質

　NETでは逆境体験を含めた人生史全体を取り上げていくが，この事前のアセスメントの段階で，ある程度Clの外傷体験の数や質，その複雑性

について聞き取っておく。例えば，幼少期から逆境的な環境に置かれていたのか，あるいはある年齢までは健全な環境に置かれていたのか，Cl自身が外傷体験として挙げる事柄は何か，そこに死別などの喪失体験は含まれているのか，などが重要である。外傷体験の性質が次の③で述べるDSM-5[3] におけるPTSDの診断基準（基準A）に該当するのかどうかも検討する。また，外傷体験は「語りえない性質」を持ち合わせていることが特徴なので[2]，Thは，Clが実際には非常に重要な外傷体験をこの段階では語り得ない，さらにはそのことにCl自身も気づいていない可能性があることを知っておく必要がある。事前のアセスメントで知りうる体験は部分的である可能性を常に想定しておくほうがよい。

　NETはPTSDの治療のために開発された技法だが，「自伝的記憶」を構成する未整理な体験を幅広く扱うことが可能であり，複雑性PTSDにも有効である。EMDRの開発者Shapiro[4] のいうスモールtも治療的対応の対象となる。こうした，幅広いトラウマ的事象を簡便にアセスメントするツールは今のところ存在しない。次の③で述べるCAPSに含まれるライフイベンツ・チェックリスト（LEC）は，PTSDの基準Aに相当する出来事に対応しているが，家庭内の逆境体験のすべてを含まない。家庭内環境をチェックする逆境体験尺度（Adverse Childhood Experiences：ACE）には，逆に自然災害，事故，あるいは家庭外の暴力などが含まれない。ACEを参照する場合，より幅広い事象を網羅しているACE-IQ[WHO：https://www.who.int/publications/m/item/adverse-childhood-experiences-international-questionnaire-(ace-iq)] の考え方を取り入れ，家庭外の性被害，いじめ，地域社会での暴力などを，それらの目撃体験とともに含むべきである。要するに，NETで整理する価値のある体験について幅広くその存在を見積もるという姿勢が有効である。そうした姿勢は，NETの実践経験を重ねるにつれ獲得できるだろう。

　③PTSDの診断基準を満たすか

　PTSDの操作的診断はアメリカ精神医学会によるDSM-5[3] に準拠して行われることが多い。ここではその診断基準を詳しく取り上げることはし

ないが，Clの外傷体験の内容や現在の症状を診断基準A～Gに照らし合わせて検討する必要がある。基準Aに該当する体験として，実際に重傷を負う，死亡や重傷の脅威に直面する，性暴力被害に遭う，またこれらを間接的に体験することなどが規定されている。さらに侵入症状の存在（基準B），回避症状の存在（基準C），認知と気分の陰性変化（基準D），過覚醒症状の存在（基準E）についても評価する。これらは「PTSDの4大症状」と呼ばれることもある。その他，DSM-5では，次の④で述べる解離症状の評価が重視されている。PTSD診断のためのより客観的なアセスメント方略として，PTSD臨床診断面接尺度（Clinician-Administered PTSD Scale：CAPS）や改訂出来事インパクト尺度（Impact of Event Scale-Revised：IES-R）がある。CAPS-5はDSM-5の診断基準を網羅しており，そのLECは②で述べたように外傷体験の数や質，その複雑さの程度を評価するのにも役立つ。またIES-RはClの状態を全体的に捉えるために有用であり，Cl本人へのフィードバックや心理教育にも用いやすい。

　ICD-11で導入されたComplex-PTSD（CPTSD）の概念は，すでに用いられていた「複雑性PTSD」[5]の概念と同様に，NETの適応を検討する上で重要である。テキスト[2]には，NETの有効性はPTSDの診断基準を満たす患者において実証されていることと同時に，NETが「いくつもの外傷的出来事を体験しており，最悪の出来事を治療前に同定できない」場合を想定していることが明記されている。改訂版テキスト[6]では複雑性PTSDについての記述が拡張されているし，日本語版には著者の示唆によってCPTSDについても記述されている。いずれの診断名で捉えるにしても，NETは複雑性PTSDやCPTSDへの対応を念頭に置いた技法であると考えられる。この2つの概念には差異があり，CPTSDに付されている「複雑なのは出来事ではなく，症状である」という説明は，出来事と症状との関係が直線的ではないことを示唆する[7]。CPTSDではICD-11におけるPTSDの診断基準に加えて，感情調整における問題，自己信念における問題（例えば，自己に対する持続的な否定的認知），対人関係における問題（3つの自己組織化の困難症状）が認められることが診断基準と

なっている[7]。テキストでは治療上の難局の要因として「社会的情動」の節に記述する内容に対応する。アセスメントにおいて自己組織化の症状を確認することは，難局に備える上で重要である。これらの点からも検討しておく必要がある（本章の以下の記述では，従来の「複雑性PTSD」と「CPTSD」の概念を合わせて，「複雑性PTSD」と統一して記述する）。

　④解離

　解離症状はその程度の差はあれ，トラウマ関連疾患のほとんどのClに認められる。NETを導入する上で問題となってくるのは，より重度の解離性障害（例えば，解離性同一症など）を有する場合や，語られるべき人生史の大部分の記憶の欠落が認められるケース，および現在のClの状態として継続した語りが困難なケースであろう。こうしたケースでは解離性障害の治療が優先されるかもしれない。一方で，人生史の一部の記憶が曖昧であったり，重要なトラウマの記憶がNET開始前には想起されない（これは後に明らかになることであるが）ことはよくあることであり，このような場合にはむしろNETがより有用であるともいえる。NETがその失われた記憶を想起するための方法ではないことは言うまでもないが，時系列に沿って丁寧に自分史を語り繋いでいくことによって，自然にそういった記憶が思い出され語られることが非常に多いからである。また，語りの最中に認められる解離症状については，治療上の難局の一つであると考えられるが，現在の感覚に頻繁に戻すことを含めグラウンディングのテクニックを用いることで対処できることも多い。いずれにせよNET導入前に，Clに認められる解離症状とその程度についてアセスメントしておく必要がある。客観的なアセスメント方略としてはDES（Dissociative Experience Scale）がある。

　解離の程度が高い場合，NETによる解離の急速な軽減が生活上の困難をもたらす可能性にも留意しなければならない。解離には，異常な事態における生き延び方略という側面があるからである。意識のshut down（停止，遮断）は恐怖などの苦痛を弱めることを可能にするが，苦痛に対してshut down（停止，遮断）を用いて対処することが継続することで——特

に人間関係上の——ストレスフルな環境において解離が頻繁に用いられている場合がある。そのような場合に，解離が軽減されるとストレスフルな環境に無防備に晒される結果をもたらし，「生きづらさ」を増大させる恐れがある。したがって，解離をアセスメントする際，解離の程度だけでなく，クライエントの適応状態に解離がどの程度役立っているかを評価する必要がある。役立っていると考えられる程度に応じ，「ストレスフルな環境」の改善（家族関係の調整など）とともに，「適応的ストレスコーピング」「対人関係スキル」の向上の必要性の認識と，向上に向けた対策が必要である。

⑤併存疾患・パーソナリティ

様々な併存疾患もトラウマ関連疾患の多くのClに認められ，不安症，抑うつを含めた気分障害，依存症などが代表的な併存疾患といわれている[2,6]。これらについては標準化された尺度を用いてその程度を，事前面接での聞き取りによってその経過や質を，アセスメントする必要がある。場合によっては併存疾患に対する治療がトラウマセラピーの導入よりも優先されるが，その症状が「PTSDの中核症状の延長にほかならない」[2]と理解されるような場合は，むしろNETを含めたトラウマセラピーの導入を検討することが必要であろう。NETの効果検証研究では，PTSD以外の精神障害への有効性が検討されており[8]，改訂版テキストにおいてもPTSDの併存疾患の軽減が視野に入れられている[6]。

また，神経発達症の併存の検討も重要である。神経発達症を持つClの場合，時にそのトラウマ記憶の性質や想起のされ方が特徴的である。事前面接での聞き取りによって，トラウマ記憶の性質や，記憶をどの程度語ることができるのかについてアセスメントしておくことが望ましい。それによってNET実施上の配慮や工夫すべき点を予想することができる。まだ経験数が少ないが，数多くの体験がトラウマ的に記憶されている神経発達症のClではNETによる記憶の処理に困難をきたすことがあるので，他の方法を考慮したり，さしあたり肯定的な記憶の語りのみを扱うといった対応も考えられる。その他，Clのパーソナリティや，自傷・自殺といっ

第Ⅱ章　ナラティブ・エクスポージャー・セラピーの成人・医療領域における実践　　**47**

たリスクについてのアセスメントも重要な点として挙げられる。MMPI（Minnesota Multiphasic Personality Inventory）やロールシャッハ・テストなどを用いたパーソナリティの評価も役に立つ。

　3）NETの適応やClの治療意欲の検討

　事前のアセスメントを十分に行い，ClにNETの適応があるのかを検討する。Cl自身にNETによる治療への意欲があるのか否かも重要なポイントである。Clがトラウマに焦点を当てた治療に不安や恐怖を感じることは非常に多い。一方で，非現実的な，過大な期待を抱いていることもある。Clの症状，NETの治療原理などについて十分な情報提供と心理教育を行い，その上でClの意思を確認してNETの導入を決める。多くのトラウマセラピーに共通と思われるが，治療に伴うデメリット，つまり治療の進行に伴って一時的に感情がより不安定になったり侵入症状が増加したりするなどの可能性については，特に明確に伝えておく必要がある。

2．NET施行中のアセスメント

　1）花と石のワークの実施

　①花と石とは

　NET導入前のアセスメントを実施し，Clの理解と同意（インフォームド・コンセント）のもとにNETの導入が決定したら，花と石のワークの実施となる。花と石のワークは2005年版に基づくテキスト[2]では主に年少者にNETを施行する際（子どものNET：KIDNET）の手順として紹介されているが，2011年発行の改訂版[6]では，すべての対象者に用いる標準的な技法になっている。花と石のワークこそがNET施行におけるアセスメントの中核であり，改訂版テキスト[6]が「NETのシンボル」と称するように，NETの特長が凝縮された手順である。花と石のワークは他のトラウマセラピーにはないNETならではの手順であると同時に，他の技法と合わせても使用することができる強力なアセスメント手順である。

　花と石のワークの具体的な手順についてはテキスト[2]を参照していただきたいが，Clへの教示の概要は，「ロープ（あるいは紐）を生まれた時

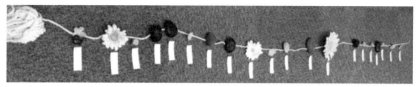

図1　花と石（口絵1）

から現在までの人生のラインと見立て，その上につらかった出来事を石で，よかった出来事を花で置く」といったシンプルなものである。この教示のもとにClは，ロープの上に人生史を視覚的に作り上げる。このワークにおいて，個々の出来事について詳細な言葉での説明は必要とされず，ここでの詳細な言語化は避けるべきである（後述する③を参照）。花と石を用いることで言語化せずにトラウマ的出来事の存在を示すことができるのがこの技法の特長である。言語化に困難や抵抗を持つClにとっても非常に取り組みやすい。逆に「ここではあまり詳しく話さないでください」とThが止めているにもかかわらず，一方的に語りを進めてしまうClは，この後の語りの段階でもコントロールを失いやすいことが予測される。このようなClはセラピー中に一気に語り過ぎたり，躁的な防衛を用いたりすることが多く，セラピー後に急激な抑うつ状態に陥り自傷行為や自殺企図につながる危険もある。今後セラピーを継続していくにあたって慎重な対応が必要なClであると言える。あるClの「花と石」を図1（口絵1）に示す。

　②石，花の配置

　Clが置いた石や花の数，どのような石・花を選んで置いたか，またその置き方にも非常に多くの情報が含まれている。まず石の数は，そのClにとっての"トラウマ"の数や，人生史における"トラウマ"のあり方を表している。その"トラウマ"はDSM-5によるPTSD診断の基準Aを満たすものである場合もあるし，そうでない場合もある。ThはClの診断（例えば複雑性PTSD）や見立てと，石の数・内容を併せて考える必要がある。もしも置かれた石の数・内容と，診断や見立てとに相違があれば

それ自体が重要な情報となる。例えば，複雑性PTSDの診断でDSM-5における基準Aを満たすトラウマの存在がすでに明らかになっているにもかかわらず，それと合致する石が置かれない場合，なぜClは人生のラインにそのトラウマを表現しないのか検討する必要がある。あるいはこれまで明らかでなかったトラウマが，花と石のワークで初めて表現されることもある。こういった場合は，これまでのアセスメントから導かれていた診断・見立てを修正する必要があるだろう。花の数やその内容は，Clが持つ資源・強みを知る上で非常に重要である。多くの石が置かれる中に，たった1つの花が置かれることもある。そのClの人生史においても，またこれから進めていくNETにおいても，この花は困難な中での大きな希望となる可能性がある。

　花も石も，それらの内容を経時的に，その人の人生史の流れの中で捉える必要がある。それぞれが単独に存在するのではなく，ある石はそれ以前の人生史の流れ（石や花）があった上での石である。父親からの虐待があったために男性に主張・抵抗できない傾向があり，その結果レイプ被害に遭うといった流れはしばしば見られる。複数の出来事が人生史の中でどのようなつながりを持っているかを花と石の配置からアセスメントしておくことが，のちの各出来事の語りの際に役立つ。

　道具として用いる花（通常は造花を用いる）と石の種類はその施設によって異なるが，できるだけ様々な大きさ，形，色などが用意されていることが望ましい。それは，あるトラウマ的出来事にどのような種類の石を用いるか，あるいはあるよかった出来事にどのような種類の花を用いるかに，Clの想いが込められていることが多いからである。以下にいくつかその例を示したい。トラウマの大きさ（苦痛の強さ）を石の大きさで表す（より苦痛の強い出来事には，より大きな石を用いる）Clは多いが，あるClは苦痛の強さを石の色で表現した。つまり，あまりにもつらかった出来事は真っ黒な石，つらかったが比較的苦痛度が低いと思われる出来事は白っぽい石という具合である。また別のClは，当時解離によって対処し苦痛を和らげていたと思われる出来事を白っぽい石で，解離が起こってい

なかったと思われる出来事を黒い石で表現した。自らの解離症状とそれぞれのトラウマとの関係性をよく理解しているClならではの置き方だと感心させられた。一方，花についてもより嬉しかった・楽しかった出来事にはより大きな，より鮮やかな色の花が選択されることが多い。

　もう一点，石や花の配置の仕方にもClの想いが込められている場合がある。以下にいくつかその例を示したい。あるClは自分にとって最も大きなトラウマ的出来事（それは死別体験であった）を表現する際に，黒い石7～8個を山のように積み上げた。いわゆるインデックス・トラウマをこのように複数の石を用いて表現したClを数名経験しているが，そのトラウマ的出来事の多くが喪失を伴うものであった。ちなみに，ドイツのNET開発者ら（Schauerら[2]）は，喪失体験を石ではなくキャンドルを用いて表す手法を開発していることをここで付け加えておく。また別のClは，1つ1つの石をトラウマ的出来事における登場人物に見立て，その配置によって出来事を表現した。例えば，「両親の離婚」という出来事について4つの石を用い，1つの石だけを他の3つから離して置いた。他から離れた1つの石が「家を出た母親」で，残りの石が父親と自分，および同胞だということであった。もちろんThが石で人間関係を表現するように教示したのではなく，一般的な教示の下でClが自らこの表現を選択した。このことからは，それぞれの出来事がClにとって「つらかった出来事」である上で，その際の人間関係のありようが大きな意味を持っているのであろうことがわかる。また，全く同時期に花と石が同時に置かれることもある。あるClは，「この時期の家の中での状態」として石を置き，同時に「同じ時期の学校での自分」として花を置いた。このような場合は，場面に応じて感情を切り替え，苦痛な感情を切り離して対処するような解離的機制が用いられていたことを表すことが多いように思われる。

　③出来事の内容の聞き取りと進行計画の提示

　Clが花と石を配置し終えたら，Thがそれぞれの出来事の概要を聞き取っていく。教示は，およそ「では，花と石がそれぞれ何か簡単に教えてください」と最初に伝えたあと，最初の花（あるいは石）から，「この花

は何ですか」と順に尋ねていく。①ですでに述べたように，ここでは具体的な細部に入らず，「何時頃どこそこで交通事故にあった」程度の説明に止めることが重要である。時と場所は確認しておくことが望ましいが，すぐにわかる範囲（4，5歳ごろなど）でよい。それにもかかわらず詳細な語りが始まる場合は，ためらわずすぐに止めて，「詳しいお話は次回以降に聞きますので今日はそれで十分ですよ」といった説明で次の花ないし石に移る。一方的に語りを進めてしまうClは，この後の語りの段階でもコントロールを失いやすい。「花と石」の作業はClが人生上の出来事の概要を端的に言葉にすることができるのかをアセスメントする機会である。またこの段階で新たな石や花が置かれたり，石や花の順番が訂正されることも多い。花と石のワークを通して，Clの中ですでに人生史が整理され始めていることの表れである。あるClはワークの後半で「自分にも"歴史"があるんだとわかった。これまでのことを自分の歴史だというふうに考えたことがなかった」と嬉し涙を見せた。しかし，ロープの一方の端が"まだ見ぬ未来"として固まりにしてまとめられていることについて，「でも，この固まりを見るのが怖い。まだこんな人生が続くのかと思うと恐怖を感じる」とも述べた。「NET後には，ロープの固まり＝未来に目を向けることが怖くなくなっているとよい」と話し合い，NETを進めていくことになった。

　出来事を聞き取る中でThは，どの石が十分な曝露を必要とするものかを判断し，治療計画を頭の中で構築していく。1つの曝露を必要とする出来事を表す石のためには1セッションを使い，語り終えたところがセッションの区切りとなる。連続している複数の出来事を1つの石が表している場合は，2セッション以上を要する場合もある。聞き取りとメモを終えたら，Thの考えた以後の進行計画を，紐の上で区切りを示しながらClに提示する。NETに要するセッション数と，人生史のどのあたりの語りが特に大変そうかなどについてClと共有する。ここであらためてClのインフォームド・コンセントを得ることになる。子どもの場合など，10回以下のセッションで終えることができることもあるが，複雑性PTSDなど，多

くのトラウマを抱える成人Clの場合，NET終了までに20セッション以上を要することも多い[9]。

2）人生史の語り

①誕生から物心がつく頃までの語り

花と石のワークの後は，Clと共有した語りの進行計画に沿って人生史の語りを進めていく。まずClが語り，次のセッションまでにThがその内容を文章化する。ThがいわばClのゴーストライターとなるようなイメージである。次のセッションの冒頭で，前回語られた内容を文章化したものをThがClに読み聞かせ，誤りや付け加えたいことなどがないか確認した後，その後の語りに進む。あとはその繰り返しでセッションが進行する。

人生史の語りにはトラウマ的出来事についての語りと，それ以外の出来事（花の出来事を含む）および出来事と出来事の間を繋ぐ語りが含まれることになる。さらに，NETでは人生史を時系列に沿って語り進めるため，最も初めの語りはClが誕生した頃についての語りとなる。つまり，自分の記憶に基づいての語りではなく，養育者や周囲の人から成長後に聞いたり，成長後に知った情報に基づいての語りから始めることになる。自身が親からの被虐待者であるが，親もまたその親など（自身の祖父母など）から虐待を受けていたというような，いわゆる世代間連鎖が明らかなケースでは自身の誕生以前の状況・背景について語るClも多い。そのような場合も，基本的には語られた内容を時系列に沿って人生史に組み込む。ここで初めてClの誕生までの詳細，Clの誕生時の環境などが明らかになる場合もある。逆に，いざ語ろうとすると自身の誕生までの背景や誕生時の様子についてあまりにも知っていることが少ないという場合もある。これはネグレクトのClや，自身についての関心に乏しいClなどに見られることが多い。

②出来事についての語り

人生史の語りの段階は，目の前のClの語りのありようそのもののアセスメントと，事前のアセスメントおよび花と石のワークを通したアセスメントの双方を，Thの中で照らし合わせながら進行する。つまり，語りの

第Ⅱ章　ナラティブ・エクスポージャー・セラピーの成人・医療領域における実践　　**53**

実施中にも常にこれまでのアセスメントの内容を確認，修正しながら進むことになる。

　語りのありようそのもののアセスメントのポイントは，1つめとして，どの程度系統立った語りが可能かという点である。多くのトラウマを抱えたClにおいては，トラウマ的な出来事の内容そのもの，さらにそれらを含めた人生史全体の記憶も混乱していることが多い。ここには先に述べた，Clの解離の程度やこれまでの人生において解離がどの程度"役立って"きたのかということなどが関係してくる。解離症状を有するClにおいては，それぞれの出来事の前後関係が曖昧であったり，あるいは語りの最中に次々と記憶を想起し，花と石のワークでは置かれていなかった石の記憶が新たに現れることもある。語りが進む中で，曖昧だった出来事の前後関係や時系列が後になってはっきりすることもよくある。また，まだ経験数が少ないが，神経発達症の併存も系統的な語りを困難にする場合がある。注意欠陥多動性障害（ADHD）を有するあるClは，当初思いつくままに話してしまうことが多く，時系列に沿って順を追って語ることが困難であった。普段は強く記憶を回避しているが，本人曰く「嫌な記憶ほど芋づる式に出てきてしまって」一度語り始めると一気に苦痛が強くなるため，また回避するというパターンに繋がっていた。神経発達症によると考えられる困難が認められた時は，対応の再検討が必要である。

　2つめのポイントとしては，Thの声掛けによって十分なエクスポージャーが可能かという点である。NETにおける語りの実施方法についてはテキスト[2]に譲るが，NETがエクスポージャー法の一形態である以上，Ⅱ-1（p.42）で述べたように治療上十分なエクスポージャーが不可欠である。Clが自身に生じる苦痛な感覚や感情を回避するために，出来事の重要な側面ほど急いで語り終えようとすることはよくある。語りのありようを通して，そのトラウマに対するClの苦痛の強さ，回避の強さ，解離の存在などについてアセスメントすることができ，治療上最も重要な最悪の瞬間を見極めることもできる。また語りの中で，トラウマからの回復における阻害要因の一つと言われる非機能的認知が明らかになる場合も

ある。

　これらのポイントからClの語りのありようをアセスメントしつつ，必要であればこれまでのアセスメントを修正し，Clの自伝的記憶全体の整理を進めていく。ClとThの協働作業によって，Clの人生史のどのような部分がどのように混乱しているのかが明らかになって整理され，それがClの回復の土台となる。

3．NET施行後のアセスメント

　NET実施後のアセスメントは，この後の治療や継続面接の目的を共有するためにも重要である。もちろんNETを完了して治療や面接自体が終結となる場合もあるが，その際にもフォローアップ面接などで，NETというThとの協働作業を通して得られたこと，また今後の人生に対する展望，残された課題やテーマについて整理しておくとよい。具体的には，NET施行前に実施した検査を再度NET施行後に実施し，結果を比較する。効果検証結果の積み上げという観点からは，NET後2週間程度，3ヵ月後，6ヵ月後，1年後の評価がなされることが望ましい。

　NET後の治療としては，筆者の経験では，NET施行によって明確になった人生上の課題について継続面接を行ったケース，特に認知的介入を主体とした治療を導入したケース，死別体験についてモーニングワークを継続したケースなどがある。特に，NETとその後のモーニングワークの有効性についてはSchaal[10]が言及している。いずれの場合にも，NETによって自らの人生史を丁寧に紡いだ経験，そこに時間と作業を共有する他者がいたこと，そして，それが自分史としてしっかりと形になって今手元にあることはClの支えとなり，土台となっていた。ここにNETというセラピーの特長が凝縮されているのではないかと筆者は思う。

Ⅲ．NET施行の実際：症例呈示

　NETを用いて治療した複雑性PTSDの2症例を提示する。倫理的配

慮として，本質を損なわない程度に情報の省略および改変を加えるとともに，症例本人から発表について許可をもらっている。以下，治療者をTh，治療者の発言を＜　＞で記載する。

1. パニック症寛解後に感情調節困難を中心としたトラウマ症状が顕在化した症例[11]

1）症例概要

①症例

症例A，NET開始時40代女性。夫，小学生の男児と3人暮らし。専業主婦だがほとんどの家事を夫が行っている。診断は経過の中でパニック症→複雑性PTSDに変更。

②NET開始までの治療経過

X−7年，結婚と同時期にパニック症を発症した。精神科で治療したこともあったが短期間にとどまり，本格的な治療を行わないままに経過した。X年に当院初診。当初は広場恐怖症を伴うパニック症に対しての認知行動療法を行った。これらが軽快していく中で（その後寛解），母親との関係を中心とした過去の複数のトラウマが顕在化した。侵入症状や回避症状などのPTSD中核症状，および感情調整の問題，陰性の自己概念，対人関係の問題（3つの自己組織化の困難症状）も認められたため，診断が複雑性PTSDに変更となった。X＋7年ごろから通常の心理面接内でトラウマを取り上げる機会が多くなり，X＋10年からNETを開始した。

③症例のトラウマについて

幼少期から様々なトラウマ体験（DV目撃，性的虐待，喘息発作で生命の危機に晒されるなど）を抱えていた。Aは「ある時点までは，それでも母親を信じていたから様々なつらいことにも耐えられた。むしろ自分が大人になってから母親との間で起こった出来事を通して，母に『裏切られた』と感じたことをきっかけに，怒りが爆発したのだと思う」と話した。面接を通してThは，現在のAにとって問題となっている感情は「不安や恐怖」というよりは「怒り」であり，その処理がうまくいっていないとい

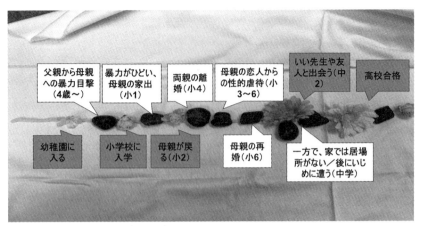

図2 Aの花と石（一部）（口絵2）

う印象を受けた。Aは対人関係においても怒りで関係を壊してしまうことが多かったため，一時期は境界性パーソナリティ障害のように感じられたこともあった。もちろんその怒りの背景には，まだ前面に出ていない，トラウマにまつわる不安や恐怖，悲しみも大きいと思われた。

2）NETの経過
①花と石
初めに花と石のワークを実施し，Aが抱えてきたトラウマについて視覚的に共有した。Aの花と石の写真（一部）を図2（口絵2）に示す。

②語りの経過
花と石のワークの後は，Aと共有した語りの進行計画に沿って人生史の語りを進めていった。NETの基本的な治療構造は週に一度，90分の治療枠であるが，Aは長年2週間に1度，60分という枠組みで治療を行ってきているため，その治療ペースを変更せずに語りを進めた。NET導入にあたって治療ペースを変更することはAの大きな負担となることが予想された上，枠組みの維持はAの希望でもあった。

語りのセッションは，まずAが語り，次のセッションまでにThがその内容を文章化し，次のセッションの冒頭でThが作成した文章をAに読み

第Ⅱ章　ナラティブ・エクスポージャー・セラピーの成人・医療領域における実践　　**57**

聞かせる，そして新たな語りに進むという標準的な流れで進められた。語りのセッションの流れを示すため，以下に例としてある日のセッションを取り上げる。

　その日は，前回Ａが語った内容（喘息発作でひどい咳をしたら母親に罵声を浴びせられ，殴られた場面）をThが文章化したものを，Ａに読み聞かせることからセッションが始まった。読み聞かせはＡにとってこの場面への２回目のエクスポージャーという意義がある。さらにＡから若干の修正点について指摘があった。このようにThの文章の間違いや，あるいは不足について指摘があった場合にはそれを聞き取っておき，Thは後で大元の文章を修正しておく必要がある。次に新たな場面，次の石の場面について語ってもらった。その間Thは，語られている過去，および語っている"今"の両方について，身体感覚や感情，認知などを明細化するような質問を投げかけながら，Ａの語りについてメモを取っていった。このＡの語りを後にThが文章化したものの一部を以下に示す。この日の分の語りが終わった後はＡを十分にねぎらい，セッションを閉めるための簡単な会話をして面接を終了した。

　　両親間はさらにズレが大きくなり，ケンカがより一層ひどくなりました。父が酔うと，母と激しく口論になるようになりました。私が小１の頃には，父が母を平手で殴るようになっていました。私はその様子を直接は見たことはありません。でもある夜，黒い影という形で見たことがあります。多分私はそれまで自分の布団で寝ていて，夜９時か10時頃物音で目を覚ましたのだと思います。同じ部屋の中で，私のすぐ横で母が父に殴られていました。部屋の中は真っ暗だし，私は布団をかぶっているので直接は何も見えませんが，窓から入る月明かりで両親の姿が影になって見えていました。パーンと叩く音がして母が倒れ，そして髪の毛を引っ張って起こされて，また殴られていました。口論も聞こえました。私は布団を被って両親に気づかれないように，「聞きたくないな」「この後どうなるのだろう」「私も殴られるのかな」と考えながら，怖いと思いながらじっとして

いました。「ヤバい」と思いましたが，母は泣いているし，「見ちゃいけない」と思い足がガクガクしました。その後のことは記憶にありません。その頃は毎日のように父が酔って帰ってきて，母を殴っていたと思います。両親が口論していたことや，母が殴られているという事実が何となく記憶にあります。

　語りの一つの山場として，性的虐待についての語りが挙げられる。この語りの際には，事前にＡに日常の調整をお願いして，いつもより長い90分間のセッションを確保した。この場面を語った直後は「ひどい，加害者が悪い」と話す一方で，「でも（身体を）触られて一瞬でも気持ちいいと思ってしまった私も悪い」「嫌だと拒否できなかった自分も悪い」とも話し，かなり葛藤的であった。次のセッションの冒頭で前回の語りをThが読み聞かせる際，Thから＜それまで起こっていたこと，この虐待が起こるまでの流れ，当時のＡさんが置かれていた状況を踏まえて聴いてほしい＞と，ストーリーの中でこの出来事を捉えるように意識してほしいことを伝えた。読み聞かせの後にＡは，「当時の自分がどんな状況におかれていたのか，ストーリーで考えることで感じ方が変わってきた」と話した。「加害者がやっていたことは犯罪だと思う」「気持ちいいと思ったとか，嫌と言わなかったとかそれはそれほど大きなことではなくて，あなたは悪くないんだと（当時の自分に）ちゃんと教えたい」と，より力強い認知が語られた。

　NET全体を通してのＡの体験に焦点を当てると，自身のトラウマに対する関わり方が変化していったことが特徴的であった。NET導入前，通常の心理面接内でトラウマを語る際には面白おかしく，Ａいわく「笑い話として」語られることが多かった。Thがその内容の重さに対して情緒的な反応を返しても（例えば＜それは本当にひどいことだね……大変だったよね＞など），「そうかな……ピンとこないな」と笑顔で応答することが多かった。このＡのスタンスはトラウマ想起に対する一種の回避でもあり，またこれまで数々のトラウマティックな体験をこのスタンスで乗り切っ

てきたことの表れでもあると思われた。しかしNETでの語りを積み重ね
ていくうちに，「前は自分の過去が全体的にぼんやりしている感じで，何
かのエピソードを話していてもどこか他人事という感じがあった」「笑い
話として話すほうが聴く人も楽だろうし，いいと思っていた」「でも今は
"これは自分のことなんだ" "実際に起こったことなんだ" という感じが強
い」と話すようになった。また，「その分感情が動く感じがする」ため語
ることにしんどさを感じているが，「詳しく思い出して詳しく話せば話す
ほど，嫌な記憶が自分の中から抜けていく度合いが強いことが，実感とし
てわかってきた」と話し，治療効果をThのほうも実感でき，協働作業と
してのNETを進めることができた。NET後半は特に，大きく調子を崩す
ことなく人生史の語りが進み，気分の波の安定，悪夢の内容の変化と改
善，対人関係や子育てにおける困難さの軽減などの変化が認められた。

　3）考察

　①AにとってのNETの意義

　前述したようにAは，あくまでも「笑い話として」過去の体験を語る
一方で，「過去のいろんなことを誰かにしっかり聞いて欲しい」「すごく
いろいろあるけど，できればその全部を話したい」という希望を述べて
いた。この "人生史を語り切りたい" というAのモチベーションが，数
あるトラウマ焦点化療法の中からAの治療としてNETを選択する大きな
決め手となった。NETの治療作用の一つとして「『証言』という目に見え
る形で人権を位置づけることによる，承認欲求の満足と個人の尊厳の再
獲得」がある[6]が，AにとってNETは，まずは特にこの点において有用
だったと思われる。自らの人生史をじっくり語る場があること，それを受
け止め続ける他者がいることが，Aが数々のトラウマと向き合い，整理す
るための基盤となった。逆に言えば，Aはこの基盤なしではうまくトラウ
マに触れられず，回避を乗り越えることができなかったかもしれない。
語りを進める中でこの基盤はさらに強化されていき，十分なエクスポー
ジャーが可能となったのだと思われる。

　もう一つの側面として，トラウマを人生史という文脈の中で捉えようと

するNETの特徴が，Aには非常に合っていたと思われる。当初Aは主体性に乏しくやや幼い印象があり，「自分のことを考えるのは怖いし，めんどう」「自分がわからない」と述べ，自分自身のことを考えるのが苦手な様子がうかがわれた。そんなAにとって，人生史を丁寧に時系列に沿って語りつなぐこと，出来事や体験を"文脈で"捉えてつながりをつかんでいく作業は非常に重要であった。時には語りのセッションに心理教育も組み込むことで（例えば＜小さな子どもがその場面で嫌と言えないことは当然のこと＞など），あの時何が起こっていたのか，それはどのような流れの中で起こり，自分はどんな状況で，何を感じていたのかといったことが整理されていった。すると，どんな感情が何とつながっているのかということも明確になっていき，感情の分化や対象の明確化が進んだ。

　②Aの「感情調整」「自己概念」「対人関係」の関連について

　上記のように，自分自身のことを考えるのが苦手なAは，思考・感情・身体・行動，あるいは過去・現在・未来などすべてがうまくつながっておらず，バラバラな印象を受けた。特に感情はかなり未分化で，ある年齢からあらゆる感情を怒りで表出し，相手の怒りを引き出してしまうパターンで人間関係が壊れてしまうことが繰り返されていた。

　語りの山場であった性的被害について，この体験についての当初のAの認知は「自分も共犯である」に集約されていた。母親の知らないところで行為が繰り返されていたこと，自分も「（身体を）触られて気持ちいいと感じたことがあった」ということがその認知の根拠となっていた。「共犯である」という認知は，「みんなと違って自分は汚れている」という認知と相まって，複雑性PTSDの症状の1つである「陰性の自己概念」を強固にし，さらに対人関係上の問題へとつながっていた。また，被害に伴っていた恐怖や嫌悪感，罪悪感などの複雑な感情は未分化なまま，訳のわからない怒りという形で爆発し，コントロールが難しくなっていた。

　しかしNETにおいて"文脈で"被害を捉える中でAは，当時「弱いから守らなければいけない」存在だった母親を「悲しませないように」，必死で被害を隠していたこと，加害者（母の恋人）を怒らせないことが母親

を守ることだと考えていたこと，「でも本当は怖かったし嫌だった」ことに気づいていった。出来事を客観的に捉えられるようになると，責任の所在について考えられるようになり，母親や加害者に対する正当な怒りを言語化できるようになった。感情の分化とともに自己概念が向上し，対人関係も改善していった。

　③NET実施上の工夫について

　前述したように，Aの治療はNETの基本的な治療構造である週に一度，90分の治療枠ではなく，2週間に1度，60分という枠組みで行われた。そのため，より語りの負担が大きいことが予測されるセッション，つまりより重篤なトラウマの語りの回には，前もってAに日常生活の調整をお願いして90分間のセッションを確保するという工夫をした。特に，多忙な精神科外来でNETを実施する場合，治療機関や治療者側の要因で基本的な治療構造を確保することが難しいこともあると思われる。NETに限らずどのような技法を用いる場合でも，その技法に定められた基本の治療構造を維持することが最も望ましいことは言うまでもないが，その点NETはより柔軟性を持つ技法であると思われる。

　さらにAに対するNETで工夫した点として，Aの生活状況や調子によってはあえて語りではなく通常の心理面接に切り替えたことが挙げられる。これは治療が2週ごと，60分間のセッションで経過したこととも関連する。現実生活面のサポートや，前回の語りについての振り返りや話し合いを行い，あえて新しい語りに入らないで終える回もあった。前述したようにAにとっては"つなぐこと"が重要であり，過去のトラウマと現在の生活の中での悩みごとをつなげて考えることや，前のセッションでの語りについてもう少し時間を取って振り返ってから，新たな語りにつなげていくことに意義があると考えたからである。認知的な処理がやや苦手であるAに対して，認知的側面へのアプローチをより丁寧に行っておきたいというThの意図があった。

　このようにNETは，患者側の希望や制約，治療者側の制約，患者の状態や特徴などに応じて様々な工夫をしつつ進めることが可能な技法であ

ると思われる。逆に，原理や基本的技法がシンプルなNETであるからこ
そ，個々の実施には様々な臨床的判断や工夫が必要であるとも言えるだろ
う。柔軟な対応を行う中でも，石の語りを安全に進めることができるとい
う見通しと，時系列に沿って人生史をたどるという基本的構造を守るこ
と，つまり前に向かって進んでいるという感覚を維持することが重要であ
る。Aの治療は安全な形で進み治療効果も得られている一方で，NETの
短期療法としての特長を活かしきれていないとも考えられる。この点は他
の患者へのNET実践を考える上で検討される必要があるだろう。

２．複数の死別体験および解離症状を持つCPTSDの症例

１）症例概要

①症例

症例B，NET開始時30代男性。妻と生まれたばかりの男児との３人暮
らし。妻も病気がちで，家事や子育ての多くをBが担っている。現在の診
断は複雑性PTSD，解離性障害，注意欠陥多動性障害（ADHD）。恐らく自
閉スペクトラム症／自閉スペクトラム障害（ASD）傾向もあると思われる。

②成育歴

原家族は両親と同胞３名であり，Bは次男。ある先住民族の系譜を持
ち，祖先は差別的扱いを受けてきたという歴史的背景がある。Bの父親は
反社会的な組織に身を置き，Bが小学生の時を含め何度か服役していた。
幼少期，父からBへの暴力はなかったが，父から母への暴力がありBもそ
れを目撃することがあった。思春期頃から怒りの感情を爆発させて学校で
トラブルになることがたびたびあり，地元ではいわゆる「不良」として周
囲に恐れられる存在であった。

③NET開始までの治療経過

20代頃から精神的に不安定になることが複数回あったが，継続的な治療
を受けることはなかった。現在の妻と交際するようになり，妻の勧めでX
年，当院を初診した。初診時の主訴として「人を信用しきれない」「タバ
コとカフェインに依存している」「過去の記憶が欠損している」「多分トラ

第Ⅱ章　ナラティブ・エクスポージャー・セラピーの成人・医療領域における実践　63

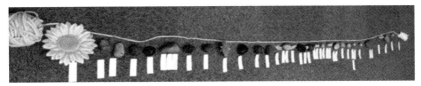

図3　Bの花と石（写真）（口絵3）

ウマがあるが自分ではわからない」などとメモに記載し，当初からトラウマ関連症状と依存の問題を自覚しての受診であった。初診後，身体疾患が判明してその治療が優先されたこともあり，X+1年からトラウマ関連疾患を想定しての治療が本格的に開始された。

2）NETの経過
①花と石

初めに花と石のワークを実施した。人生のラインには多くの石と，それとともに多くの花がぎっしりと置かれた。出来事の聞き取りでは何の石（花）であるかを端的に説明できずとうとうと話し続け，Thが＜このワークでは出来事についてあまり話し過ぎないでほしい＞と止めることが多かった。Bの花と石の写真を図3（口絵3）に，花や石として置かれた出来事の一部を表2に示す。石で表されたトラウマ的な出来事には「ケンカ」など怒りと関連するもの（特に人生早期），および重要な他者との死別体験が多かった。

②語りの経過

治療開始当初からBが自身にとって最大のトラウマとして重視していたのが19歳時の親友の死であり，現在の症状との関連も強く感じているようだった。Thとしては，その死別体験がBにとって大きな意味を持つことは理解できても，現在までBに影響を及ぼしている認知的スタックポイント（PTSDからの回復を妨げる考え方・認知）や，それにまつわる感情をうまく捉えきれない感覚を持っていた。さらに花と石の実施によってBが他にも数々のトラウマ的体験を抱えていることを共有すると，ThはBの病理の複雑さを垣間見たように感じ，その全容を理解することの困難さに

64

表2　Bの花と石（出来事抜粋）

花(✿)／石(🪨)	時期	出来事
✿	4歳	同世代の子たちと楽しく遊んだ
🪨	小5	父が刑務所に入り誰にも言えずつらかった
🪨	中3	若い担任とケンカ，壁を殴って右手を折る
🪨	高2	自分に良くしてくれた父の友人が目の前で突然亡くなる
🪨	高3	友人を殴り入院させた
🪨	19歳	祖母が突然亡くなる
🪨	19歳	自分のせいで関係がギクシャクしていた親友が突然亡くなる
✿	21歳	初めて彼女らしい彼女ができた
🪨	22歳	誕生日の次の日に祖父が亡くなる
🪨	23歳	拒食症みたいになる
🪨	25歳	良くしてくれた上司が職場の事故で突然亡くなる
✿	27歳	新しい仕事先の上司にちゃんと怒られたり，優しくされたりする
🪨	28歳	仕事の現場でひどくいじめられて殺されると思った
✿	32歳～	妻と入籍，子どもが生まれる

直面した。

　化と石に基づいた，時系列に沿った語りを開始してみてまずわかったことは，Bが幼少期からADHDの特徴を有していたことだった。特に多動性，衝動性を強く認め，正義感が強く堂々と誰とでも関われる一方，一度怒りのスイッチが入るとすぐに行動に移し，それをコントロールすることが非常に難しかったことが語られた。NETの実施においても，このADHDの影響もあるのか，NETの標準的な手続きである"人生史を時系列で語る"ことが難しい様子が認められた。Thは毎回，NETの語りに入る前に最近の様子をごく簡単に確認するようにしていたが，この段階でその日の話の流れからスッと過去の語りに入ってしまうことが多かった。連想で記憶が想起されるのか，語られるエピソードやトラウマ的出来事が，Bが何歳の時のものであるかはその時によってバラバラだった。本来Thが＜それでは今日は，～歳の時のこの出来事からお話ししていただけますか＞などと語りを始めるように促し，セッションを構造化する必要があるが，それがうまくいかないことが多かった。その背景として，当時の

Bの語りには，何とも言えない，Thが口を挟みにくい雰囲気や勢いのようなものがあった。例えば，Bの語りには主語がないことも多く，一体いつの，何の話をしているのか，登場人物は誰なのかなど，話の内容をしっかり理解するためにはたびたびBを遮って内容を確認する必要があったが，Thにはなぜかそれを非常に躊躇してしまうような感覚があった。それでも初めの何回かは，Bに何とか時系列に沿って語ってもらうように試みていたが，ある時Bに率直に今後の語りの方法について問いかけてみると，Bは「時系列で話すよりも，前回の面接後から今日までに思い出したことや，その時思いついたことを話したい」と答えた。Bの希望を受けてThは，NETの標準手続きからは外れるものの，①Bがその回に語りたい記憶についてしっかり語ってもらい，②Thのほうでは常に花と石（時系列）を意識し，Bが語った記憶や出来事が花と石ではどこに位置づけられるのか，その出来事の前後の状況などを積極的にBと共有することを心掛けた。

　こうして語りのセッションを積み重ねていくうちに，当初はそれぞれのセッションで断片的に語られていたBのトラウマが，次第にBの人生史の中に位置づけられ，相互に繋がりを持ってきた。Bは同じ話を何度か繰り返すことも多かったが（ある場面を一度語ったが，同じ場面をまた3ヵ月後に語るなど），Thは＜その場面は前も出てきていましたね＞と声を掛けるくらいにして，何度でもその場面の語りを共有した。時折，語りを積み重ねる中で見えてきたこと，Thとしての理解（3．に後述する）をBにフィードバックして共有し，Bのコメントをもらって修正，再度検討した。Thとの協働作業を通してBの自己理解は進み，「自分の中に，他の部分とはうまくくっつかない衝動みたいなのがある。これが解離っていうことなのかな」「こいつを何とかしないといろんな面で生きづらいんだということがわかった」と述べるようになった。以前Thにあった“Bの語りに口を挟めないような感覚”は次第になくなり，Bの語りにわかりづらい点があれば，Thは積極的にBの語りを遮って聞き返したり，確認したりするようになった。

3．考察

1）Bの人生史における死別体験の意味について

　NETが進むにつれ，Bが当初から重要視していた死別体験がBの人生史にどのような意味を持つのかが次第に見えてきた。語りを通して，BとThが協働作業としてのアセスメントを進めていった結果であったと考える。まだまだ不十分な点も多いが，現時点でBと共有できた内容を以下にまとめてみたい（**図4**）。

　Bは前述の通り数々のトラウマを抱えているが，中でもBの症状に大きな影響を与えたと思われる事柄をここでは3つ挙げる。①幼少期からの「ヤクザの息子というレッテル貼り」（Bの言葉），②19歳時の親友の死，③25歳時の職場の上司の死である。

　祖先が差別的扱いを受けてきたという歴史的背景があり，Bは生まれながらにして民族的マイノリティであることに加え，幼少期から父親のことで揶揄されたり，衝動的な行動が目立ったりと好奇の目で見られることが当たり前だった。Bは常に強い疎外感を抱えていたものと思われる。思春期に入り，衝動性の強さや怒りのコントロールの難しさが前面に出て周囲とのトラブルが続く中で，Bはますます孤立感，疎外感を募らせていったのであろう。それでも親友のCはBの最大の理解者であり，Bが怒りを爆発させそうになるとそれを察して止めてくれる，ストッパーの役割も担う存在であった。

　しかし，その親友Cと突然死別することになり，Bは語りの中で「あの時に俺は死んだんだ」と述べた。Cの死の直前，自分のせいでCとの関係がギクシャクしていたことや，Cの死そのものに関しても「自分が防ぐことができたかもしれない」という思いから，Bは強い自責の念と罪悪感を抱えることになった。加えて，Cの死に対する周囲の友人の反応にBは強い怒りを抱き，Bの強い対人不信を決定づけることになったと思われる。恐らくこのCとの死別をきっかけに，Bの解離症状が顕在化したものと推測された。当時のことをBは「何か希望を持ってもすり抜けていく。もう何も感じないほうがいいやと思った」と振り返った。

第Ⅱ章　ナラティブ・エクスポージャー・セラピーの成人・医療領域における実践　**67**

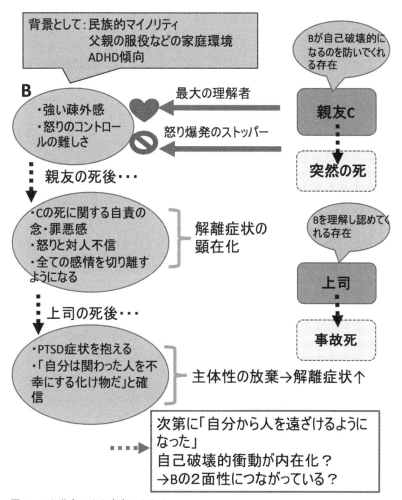

図4　Bと共有できた内容のまとめ

　Cとの死別後，今度は極端に感情を切り離して生活するようになったBだったが，それでも恋愛をしたり仕事にやりがいを見出したりと"花"の出来事もあった。Bはこの職場で上司に認められ自分の居場所を見出しつつあったが，ここでまたこの上司と死別することになった。上司の死は職場での事故によるものであったがBはその現場に居合わせており，この場

面はフラッシュバックや悪夢など，侵入症状としてBに影響を与え続けることとなった。さらに認知的側面においては，これまでの人生における強い疎外感，度重なる重要な他者との死別体験からすでに形成されていた「自分は関わった人間を不幸にする化け物だ」という認知が，この上司との死別でBにとって「疑いようのないこと」として決定的なものとなり，スタックポイント（PTSDからの回復を妨げる考え方・認知）としてその後のBの人生に影響し続けることになったものと考えられた。Bは上司の死について「上司が死んで『終わった』と思った。俺の居場所はなくなった。人とうまくやることとか頑張ってた時もあったけど，その時にあきらめた。自分で考えて行動することを止めた」と語った。この辺りでBは主体性を持って生きることを放棄し，解離症状はより強くなったものと思われる。強い怒りを含めた感情は切り離されてBの中に隔離され，Bは「自分から人を遠ざけるようになった」。

　自己理解が進んだBが述べた，「他の部分とはうまくくっつかない衝動みたいなの」は，怒りを主とした強い感情であり，さらにそれは非常に自己破壊的な色合いを帯びていることが推測された。何かをやり遂げてもいつもどこか冷めており，せっかく積み上げたものを自ら破壊しようとする傾向や，現実生活に幸せを感じる一方で「常に死に場所を探している感じがある」というBの二面性の根本には，こうした内面の強い葛藤があるものと思われた。

　２）Bにとっての NET の意義

　BとのNETは，前述の通り“時系列で人生史を語る”というNETの標準手続きに沿った形で進行しておらず，厳密にいえばNETではないとも考えられる。しかしNETという治療の枠組みがあってこそ，Bの人生史の語りがここまで進んだのだと筆者は考えている。

　トラウマを含めた自らの人生史を語るという際に，Bにとっては時系列よりも，侵入症状とのつながりや連想から語るほうが馴染みやすかった。特に解離の強いケースでは記憶が芋づる式に連想されることはよく知られているが，時系列で人生史を語れないことこそにBのトラウマや症状の特

徴があるのだと思われる。Bにとって人生はあまりに大変なことの連続
で，かつその出来事や場面は断片化されており，そもそも時系列という概
念がBには薄かったのかもしれない。当初Thが感じていた"Bの語りに
口を挟めないような感覚"は，おそらくBが過去の記憶に没入し過ぎてお
り，NETが基本としている"過去と現在の両方に意識を置きながら語る"
ことがうまくいっていない状態だったのではないかと推測される。Bは面
接室でまさに"再体験"している状態に近かったのかもしれない。エクス
ポージャーの手続きに沿えば，このような時ほどThはBを現在に戻す必
要があるが，NET初期においてはThがその役割を十分に果たせなかった
可能性は否めない。一方で，Bの"とにかく自分のペースで話したい，言
葉にしたい"気持ちは尊重できたように思われ，このBのモチベーション
に支えられて語りを積み重ねることができた。

　そんなBとの治療において，初めにBとThが花と石を共有し，かつ語
りを進める上でも常にそこに戻ることができたことは非常に意義があっ
た。花と石がいわば"命綱"のような働きをし，ともすれば拡散しがちな
Bの語りや記憶想起を，またThのCl理解を導き，コントロールしてい
たように思う。逆説的ではあるがその点で，時系列で人生史を語れない，
NETが標準手続き通りに進まないケースほどNETを実施する意義が大き
いとも言えるかもしれない。語りが進み，Bの自己理解が進むにつれて
ThはBの語りを遮ることを躊躇しなくなった。このThの感覚の変化は，
Bの内面の変化，つまり自らのトラウマとの関わりがより客観性を持つも
のに変化したことを反映しているとも考えられるし，BとThの治療関係
の深化を反映しているとも言えるだろう。

Ⅳ．当院における NET 施行症例の検討

　当院におけるNETを施行した11例について，NET施行にあたっての課
題・困難，NETによって可能となった課題解決・効果などの側面から検
討した（**表3**）。NET施行による有害事象はなかった。NET後の疲労感

表3① 当院における NET 施行症例の検討

症例	年齢	NET 施行時診断	主な外傷的体験	転帰	
症例1	20代 女性	複雑性 PTSD 双極性障害	両親の不仲（暴力はなし） 学校での嫌がらせ 兄の自死	NET 終結，治療終了 【改善】	
症例2	20代 女性	複雑性 PTSD	友人関係のトラブル 摂食障害	NET 終結，通常面接 でフォロー継続 【改善】	
症例3	40代 女性	複雑性 PTSD	面前 DV 数ヵ月間の母親の家出 母親の恋人からの性的虐待 義父からの性的虐待 母親の自殺未遂	NET 終結，通常診療 でフォロー継続 【改善】	
症例4	40代 女性	複雑性 PTSD ADHD	面前 DV いじめ 妹の自死 ストーカー被害	NET 終結 【やや改善】	
症例5	40代 女性	複雑性 PTSD 強迫症	面前 DV 父親からの身体的虐待 ネグレクト 父親の突然死 弟の自死	NET 休止中，通常面 接でフォロー継続 【不変】	

第Ⅱ章　ナラティブ・エクスポージャー・セラピーの成人・医療領域における実践　*71*

NET 導入・施行にあたっての課題や困難	NET によって初めて可能となった課題解決，効果など
治療の枠組みの確保には問題なし。兄の死の場面の語りについて苦痛が強く，「なぜこんなにつらい想いをして話さなければならないのか」と治療への抵抗を示したり，「でも言葉にしてこなかったことが問題だとわかっている」と話したりと非常に葛藤的。	喪失体験を，それ単独ではなく「自分の人生の中の一つの出来事として捉えられるようになった」と。NET 後初めてモーニングワークが始まった印象。それゆえ，NET 後は喪失感が増し，自身の将来についてより現実的に悩むようになったが，本人はその変化を肯定的に捉えていた。NET 後は薬物療法のみでフォロー。
特に大きな問題はなし。症例は自分について語れないところがあり，まずは通常の治療枠の中で，NET の要素を試しに取り入れてみた形だった。	症例にとって NET は，エクスポージャーの側面よりも，物語的自伝的記憶の整理，形成の側面での効果が大きかったと考える。NET を通して「自分の何が問題か」について考え，言葉にできるようになった。NET 後は本人の希望により，認知療法を主体とした面接を継続している。
長年，2週に1度／60分の治療枠であったため，それが大きく変わった場合，症例への負担増加が懸念され，また当院の現実的制約もあった。対人関係の問題，感情の波など日常的な困りごとを抱えることも多く，NET との兼ね合いが難しかった。	様々なトラウマが積み重なっていく中で自分に何が起こっていたのか，それが現在の自分とどうつながるのか「初めてつながりがわかった」。すべてが未分化な怒りと絶望で括られていたが，「誰に，どんな」感情を抱いていたのか，感情の分化が可能となった。これらにより認知的処理が可能となり，主体性の増加などの変化が見られた。
発達症を持つ子のサポートなどで忙しく，時間的制約がある。かつ「日常生活に支障が出過ぎないように安全な形で」進めたいとの希望が強かったため，毎週／90分枠での治療は難しかった。ADHD の特性も関連して，語りの際に時間軸があちこち飛んだり，重要な部分を端折ってしまいがちだった。	治療者が「止めてくれる」ので，あちこちに場面が飛びすぎない形で，時系列でじっくりと人生を振り返ることができた。これまで想起することのなかったポジティブな記憶が出てきたり，出来事のポジティブな側面に気がついたりすることで，出来事や自らの人生についての捉え直しが進んだ。感情調節のスキル向上が認められた。
遠方であること，さらに強い強迫行為もあり，月に1度の受診が限界と思われた。解離症状も強く，治療者としては安全性の観点からトラウマを扱うこと自体への躊躇もあった。しかし症例のモチベーションは高く，その兼ね合いの中で様々な工夫が必要だった。語りの中で様々な記憶が急に蘇り，事前に想定していなかったエクスポージャーが起こることも多かった。	「自分のことがわかったきた」感覚があり，日常生活での感じ方や行動が変わってきた。解離症状の理解と受け入れが進んだことが大きいと思われるが，幼少期からこの防衛パターンを駆使してきた症例にとって，過去，特に身体的虐待およびネグレクトの時期の記憶の整理なしには，解離を含めた自己理解に至ることは難しかったと思われる。

72

表3② 当院における NET 施行症例の検討

症例	年齢	NET 施行時診断	主な外傷的体験	転帰	
症例6	40代 女性	複雑性 PTSD	レイプ被害 その後の被支配生活	NET 継続中 【改善傾向】	
症例7	30代 女性	パニック症	面前 DV 父親からの心理的虐待	NET 継続中 【改善】	
症例8	40代 男性	PTSD	精神疾患の家族からの攻撃 家庭内での孤立	NET 継続中 【改善傾向】	
症例9	40代 男性	複雑性 PTSD	面前 DV 父親からの暴力	NET 終結 【やや改善】	
症例10	40代 男性	複雑性 PTSD 解離性障害 ADHD	面前 DV 数々の死別体験	NET 継続中 【改善傾向】	
症例11	20代 女性	複雑性 PTSD	生死に関わる身体疾患 父親の教育虐待	NET 終結，通常面接 でフォロー継続 【改善傾向】	

第Ⅱ章　ナラティブ・エクスポージャー・セラピーの成人・医療領域における実践　**73**

NET 導入・施行にあたっての課題や困難	NET によって初めて可能となった課題解決, 効果など
モチベーションが高く「もっと強度の強いエクスポージャーをしたい」と望むものの, 自覚していた以上の負荷が掛かって調子を崩すことを繰り返している印象。並行して家庭内の問題を抱えており, 同居の家族がトラウマ想起のトリガーともなり得るため, 生活と治療の兼ね合いが難しい印象。	NET 導入を契機に, 日常の中でも過去の記憶に取り組むようになった。過去の日記を読み返したり, NET とは異なる形で自伝的にまとめたりすることで, 過去の出来事を自分の人生史に位置づけることが可能となり, 作業を継続中。その中で現在の人間関係の見直しが進んだこともあり, 生活環境が今まさに変化しているところ。
子育てにおいて現在も父親と関わる機会があるため, NET の進行とともに今の父親に対する葛藤が強くなることがあった。	NET が進むにつれて, 自分の考え方の癖や対人関係のパターンが, 過去の体験と関連していることに気づいていった。気づきが得られたことで, 自ずと認知や対人関係に変化が認められる。
導入初期は苦痛が強く, 感情失禁, 言葉が出ないなどの様子が見られた。時系列で語ることが難しく, 語りにまとまりのなさが見受けられたが, 次第に落ち着いた語りに変わってきているところ。	「漠然とつらいもの」が頭痛などの身体症状にも表れていたが, 過去の体験の何が, どうつらかったのかが少しずつ整理され「つらい塊がほどけていく」実感がある。つらいことと, そうでないことの区別が進んでいるため, 現在におけるトリガーも明確となり, 心身の不調への対処力が上がっている。
モチベーションは高いものの, 導入初期は語りの最中に離人感に襲われるなど苦痛を訴えていた。次第に落ち着いた語りとなっていった。	過去の体験と, 現在の望ましくない人間関係とのつながりが整理され, 自覚されることで, 現状を変えようというモチベーションにつながった。実際に行動を起こし, 自分を縛っていたものから解放されたと実感できた。
ADHD 傾向もあってか, 時系列で語ることが困難。過去を語ることそのものにはモチベーションが高いため, 症例のペースで語れるように, かつ語りから気づきが得られるように工夫が必要。現在の生活における問題も多いため, 生活と治療の兼ね合いが難しい。	自身の背景, 過去の体験, 現在の症状などのつながりが見えてきており, 自己理解が深まっている。フラッシュバック, 悪夢などの症状に襲われても以前よりも落ち着いて対処し, 解離, 物質依存など, 本人にとって望ましくない対処法を取る傾向が弱まってきた。
モチベーションは高いが, 自覚していた以上の負荷が掛かって調子を崩すことも多かった。同居の家族がトラウマ想起のトリガーとなり得るため, 怒りが強くなるなど生活と治療の兼ね合いが難しかった。	「諦めて受け入れる」というスタンスから, 自分で人生を選択していくという態度に変化した。そのぶん怒りを強く自覚したり, 身近な人との葛藤が大きくなったりしているが,「自分らしく人生を歩めるように」なった。

や侵入症状（フラッシュバック，悪夢など）の増加を認める例は多かったが，数日で収まる例がほとんどであった。治療に伴うデメリット，つまりNETの進行に伴って一時的に感情がより不安定になったり侵入症状が増加したりするなどの可能性について事前に話し合い，インフォームド・コンセントを得ていたこともあり，数例がNETを完了，残りが継続中となっている。

文　献

1 ）荒川和歌子・森茂起：ナラティヴ・エクスポージャー・セラピー施行におけるアセスメント．野呂浩史編：トラウマセラピーのためのアセスメントハンドブック，星和書店，東京，2021.

2 ）Schauer, M., Neuner, F. & Elbert, T. : Narrative Exposure Therapy (NET) : A Short-Term Intervention for Traumatic Stress Disorders after War, Terror, or Torture. Hogrefe & Huber Publishers, Göttingen, 2005.（森茂起ほか訳：ナラティヴ・エクスポージャー・セラピー：人生史を語るトラウマ治療．金剛出版，東京，2010.）

3 ）American Psychiatric Association : Diagnostic and Statistical Manual of Mental Disorders, 5th ed.（DSM-5）. American Psychiatric Publication, Washington, D.C., 2013.（髙橋三郎ほか訳：DSM-5 精神疾患の診断・統計マニュアル．医学書院，東京，2014.）

4 ）Shapiro, F. : Eye Movement Desensitization and Reprocessing : Basic principles, protocols, and procedures, 2nd ed. Guilford Press, New York, 1995/2001.（市井雅哉ほか訳：EMDR外傷記憶を処理する心理療法．二瓶社，大阪，2004.）

5 ）Herman, J.L. : Trauma and Recovery. Basic Books, New York, 1992.（中井久夫訳：心的外傷と回復（増補版）．みすず書房，東京，1999.）

6 ）Schauer, M., Neuner, F. & Elbert, T. : Narrative Exposure Therapy : A Short-Term Treatment for Traumatic Stress Disorders, 2nd Revised and Expanded edition. Hogrefe Publishing, Göttingen, 2011.（森茂起ほか訳：ナラティブ・エクスポージャー・セラピー 第2版：人生史を語るトラウマ治療．金剛出版，東京，2023.）

7 ）大江美佐里：ICD-11分類におけるComplex PTSD概念について．トラウマティック・ストレス，14(1)：56-62，2016.

8 ）道免逸子・森茂起：ナラティヴ・エクスポージャー・セラピーの効果に関する文献展望．トラウマティック・ストレス，14(2)：55-66，2016.

9 ）森茂起：ナラティヴ・エクスポージャー・セラピー（NET）．野呂浩史編：トラウマセラピー・ケースブック：症例にまなぶトラウマケア技法，星和書店，

東京，2016.

10) Schaal, S., Elbert, T. & Neuner, F. : Narrative Exposure Therapy versus Interpersonal Psychotherapy : A Pilot Randomized Controlled Trial with Rwandan Genocide Orphans. Psychotherapy and psychosomatics, 78(5) : 298-306, 2009.

11) 森茂起・荒川和歌子：ナラティヴ・エクスポージャー・セラピーと複雑性PTSD．精神療法，47(5)：563-568，2021.

第 Ⅲ 章

ナラティブ・エクスポージャー・セラピーの児童精神科領域における実践

大石　聡
静岡県立こども病院こころの診療部

I. はじめに

　児童精神科における入院治療でもトラウマ関連障害の子どもたちと出会う機会は年々増えており，それに特化した取り組みは臨床現場で必要不可欠なものとなりつつある。ナラティブ・エクスポージャー・セラピー（NET）はそうしたトラウマ治療の方法論の一つであり，マギー・シャウアー，トマス・エルバート，フランク・ノイナーらによって開発され，わが国には森茂起監訳の『ナラティヴ・エクスポージャー・セラピー／人生史を語るトラウマ治療』[1]によって広く紹介された。もともと，戦争や紛争地域でのトラウマ体験によって引き起こされたPTSD症状を緩和する短期療法として開発されたものだが，筆者はこれを児童精神科病棟に入院中の児童の呈するPTSD症状に応用することを試み，実践を積み重ねてきた。今回は，筆者が現在勤める静岡県立こども病院の児童精神科（以下，当科）入院治療におけるNETの実践の様子を具体的に紹介し，治療的に有用であった3ケースについて報告を行う。

II．ナラティブ・エクスポージャー・セラピー（NET）の理論的基盤

NETの理論的基盤について，子どもと青年におけるトラウマ関連障害に対するエビデンスに基づく治療法の第11章，子どもと青少年のためのナラティブエクスポージャー療法[2]から引用して紹介する。

パニックや，瞬間的にでも死の恐怖に晒されるような，ひどい心理的苦痛を感じる虐待体験に繰り返し晒された子どもは，いわゆる心的外傷（トラウマ）を負うことになる。そうした苦痛や恐怖が，愛着対象であるべき養育者から与えられた場合，その結果は著しく破壊的なものにならざるを得ない。なぜなら，それは本来であれば子どもに安全や安心，そして平穏をもたらすはずの養育者が，それとは正反対のものをもたらす者であったという事実を，子どもに思い知らせる体験だからである。

また，家族内もしくは家庭外での情緒的ネグレクト，社会的拒絶，身体的もしくは性的虐待，といったものを含む，ある種の逆境体験をすでに経験している子どもたちが，さらに別の種類のストレスに晒されてダメージを受けることも多い。こうした深刻で複合的なストレスに晒された体験は，トラウマに関連した苦痛の記憶を組み上げる。そして，なんとか生き延びた者も，成人した時に非常に傷つきやすい状態に取り残されてしまう。結果的に，児童期の逆境に耐えて生き延びなければならなかった人に，新たなトラウマ体験が生じると，それは際立って破滅的な結果をもたらすことになってしまう。児童期の逆境体験は，見えない形で刻印された記憶として，生涯にわたって影響し続けるのである。

心的外傷は，想起されることを拒むため，児童期に逆境に耐えて生き延びてきた子どもは，人生の連続性を断たれてしまっている。このため，こうした子どもはただトラウマ記憶を明らかにして，それを取り返すだけでは不十分であり，彼らの人生史全体について，情緒的な曝露を伴って「物語」的に再構築されることが必要である。そのための包括的なアプローチがNETである。NETでは，トラウマ的な体験と，そうでない印象的な人生体験の両方が取り扱われ，精密な人生史として統合される。とりわけ虐

待，社会的逆境，それに繰り返されるいじめ体験といった，複数の持続的な外傷性ストレスに影響を受けている未成年者のために設計されたものがKIDNETである。

　NETでは，多くの印象的な体験に焦点を合わせながら，時系列に沿って年代順に語りを進めていく。それによって，重篤で複合的なトラウマ体験に苦しむ子どもたちであっても，かなり苦痛が軽減され，個人的な機能を回復することが，十分期待できる。「物語」することは，子育てにおいて，文化の違いを超えて普遍的なものである。その「物語」が想像的な曝露と結合していくと，トラウマの連鎖によってもつれていたものが意味を取り戻し，文脈の中に位置づけられるようになるのである。NETはまた，家庭内における，あるいは戦時中における子どもの権利侵害について，ドキュメントとして目に見える形にすることも，その目的の一つとしている。

　トラウマを抱える人の中では，人格全体の調和の中で記憶というものが機能しなくなっている。彼らの人生史は断片化し，一貫しないものになっているように見える。したがって，KIDNETでは，それぞれの外傷的な出来事に対して，それに対応する空間的・時間的な文脈を割り当てるよう仕向けていく（それはどこで，そしていつ起きたの？）。こうした自伝的情報は"cold memory（コールドメモリー＝冷たい記憶）"と呼ばれている（**表1**）。コールドメモリーは，言語的にアクセスすることが可能であり，だからこそ，それはコミュニケーションしたり，再評価したりすることが容易なのである。それは出来事の意味を，必要に応じて思い出せるよう，調整する役割を担っている。

　このコールドメモリーに対して，"hot memory（ホットメモリー＝熱い記憶）"というものが存在する（**表1**）。情緒的な興奮を伴うような出来事は，詳細な，感覚的あるいは知覚的なイメージが相互に関連づけられたようなネットワークを作り出す。とりわけ印象的な記憶，そう，例えば，初恋の相手との初めてのキスの思い出などを考えてみればわかることだが，それはその時もらった香水の香り，といった感覚的なきっかけに

表1　ホットメモリーとコールドメモリーの対比

コールドメモリー （文脈：その出来事が起こった時刻と場所）	ホットメモリー （感覚−認知−情緒−身体生理的反応の複合体）
抽象的でフレキシブル，文脈に基づいた表現が可能	フレキシブルでない，感覚に依存した表現しかできない
言語的なアクセスが可能。したがってコミュニケーションし，再評価を行って，結果的に人生の目標を修正するためのサポートができる。	自分の意志によるアクセスが困難な，詳細で感覚的な，あるいは知覚的なイメージで構成されており，フラッシュバックや悪夢の温床となる。
意図的であれ，意図しない形であれ，どちらの検索によっても活性化され得るような明瞭な自覚的体験としての記録が含まれている。	記憶は相互に連関して，文脈に位置づけられていないため，外傷的な体験の瞬間が，まるで今現在に，再び起こってしまったかのように再現される。
文脈の中の空間的および時間的に適切な位置に情報を置くことができる。他者視点を含む状況中心的。	自己中心的視点のみしか持ち得ない。

　よって，不意に呼び起こされることがある。またそれは，その時に感じていた，胸の膨らむような期待感や動悸の高鳴りといった，生理的反応を惹き起こすだろう。さらに付り加えれば，ホットメモリーは感覚や情緒だけでなく，認知的な構成要素を含んでいる。例えば「初めてのキスが彼で，本当によかったのかしら」「両親にもし知られたら，こっぴどく叱られるに違いないわ」といった認知がそれにあたるだろう。

　トラウマ的な体験をすると，そのホットメモリーが，過去のあるシーンを，今この時に不意に紛れ込ませてくるようなことが起こる。例えばそれは，銃撃の音や火の燃える匂い（感覚的要素），それに伴う恐怖や激しいパニック（情緒的要素），もう自分はお終いだという考え（認知的要素），汗がにじみ，心臓が早鐘のように打つ（身体生理的な記憶）といったことである。不本意ながら，トラウマ・サバイバーにとっては，こうしたホットメモリーの断片だけが，かろうじてアクセスできる記憶なのである。そして，これらは，そのトラウマ記憶と関連したフラッシュバックや，悪夢の基盤を形成することになる。外傷的な体験の数が増えるにつれて，ますます多くの感覚的要素がこの記憶に関連づけられていき（この現象は「恐

怖ネットワーク」と呼ばれている），結果として，トラウマの核となる感情（恐怖，無力感，過覚醒）を活性化させる可能性のある，日常の些細なきっかけがどんどん増えていくことになるのである。

ホットメモリーは，本来の正しいエピソードとの関連づけを喪失しているため，想起された際にそれが「今，この場所」で起こっている，この瞬間の体験なのだという，誤った経験の位置づけが行われてしまう。つまり，トラウマ関連障害では，ホットメモリーについて，それがいつ，どこで起こったのかという情報を適切に結合することに失敗しているのであり，それがトラウマ関連障害の主要な問題なのである。そのことが，結果的に危機感の切迫や無力感をもたらしている。そして，それは外傷後ストレス障害としての不安や抑うつ症状へと繋がっている。それを改善するために，このホットメモリーをきちんと文脈の中に収めていくことが求められるのである。

コールドメモリーには，ある印象的な出来事に対する感覚，認知，あるいは情緒的な反応の痕跡としてのホットメモリーを，ある種の自覚的な経験として，文脈に割り当てるための記録が含まれている。こうしたコールドメモリーの欠損が，過覚醒の頻発をもたらし，それが悪夢やフラッシュバックの温床となる。それを放置すれば，子どもたちはその出来事を追体験し，何度も何度も繰り返しその経験を反復することになってしまう。だからこそ，NETでは，セラピストがサバイバーを支援しながら，情緒的興奮を伴う体験に焦点を合わせ，その人の人生の「物語」を時系列に再構築しなおすのである。外傷的体験の記憶のもつれは，一貫性のある「物語」に変換される。それによって，事実はかつて，それらが過去から引き出されてきたその時点の，感情と認知の中に埋め込まれる。そのようになってはじめて，記憶は，今，ここ，において活性化されるのである。

このように，NETは単に一つの外傷的体験を取り出し，焦点化して扱う技法ではない。それはむしろ，その人が生きてきた人生のすべてを認知し，自分自身の歴史の所有権を取り戻せるように手助けする技法である。NETによって，その人は人生全体を見渡す視野を手に入れる。深刻なト

ラウマというものは，それが自然災害の結果であれ，人間による故意の残虐行為の結果であれ，私たちが世界に対して抱いている基本的な信頼感や，私たちの人生は自分自身でコントロールできるはずだという期待感を損なってしまうものである。NETを行うセラピストはそのことを熟知し，子どもに温かさと共感を持って接しなければならない。共感的理解，積極的な聞き取り，調和と一致，無条件の肯定的関心などが，セラピストのとるべき行動の基本的指針である。そうした献身があってはじめてNETは正しく機能して，情緒的なネットワークが語りによって活性化される。そして，それは最終的に，その子どもの愛着形成の傷つきの修復にも繋がり得るのだ，ということを我々は見出すだろう。KIDNETは，子どもたちが彼らの幽霊を追い払うのを手助けする。彼らは，献身的な大人から情緒的に支援されながら自分を「もの語る」という経験を通して，よいとか悪いという判断を，自分の歴史に挿入することが可能となる。そして，トラウマを癒すために，彼ら自身の考えや感情を言葉として表現できるようになる。治療的中立性ではなく，KIDNETはサバイバーとしての子どもに対して，その擁護と権利を促進する立場をとる。

Ⅲ．KIDNETはどのように行われるのか

　シャウアーらによれば，古典的なNETのアプローチは3つの部分に分かれており，KIDNETも同様だとしている。私もこれを基本として子どもにNETを実施しているが，実際には症例によって様々な調整が必要になるし，病棟の状況にあわせて工夫が必要となる。その概要は以下のとおりである（詳細については「Schauer et al. 2011」[1]を参照）。

◉KIDNET　治療計画の概要
　1）第一部：アセスメントと心理教育
Trauma event checklistsを含む構造化診断面接を行い，その後1回ないし2回のセッション（それぞれ約90分程度）の子どもおよび介護者に対

第Ⅲ章　ナラティブ・エクスポージャー・セラピーの児童精神科領域における実践　**83**

する短期（簡易）心理教育を実施する。

　２）第二部：人生ライン・エクササイズ（花と石のワーク）

　その人の出生から現在までの時系列に沿って，際立って印象的だったよい出来事・悪い出来事を，１本の人生のライン上に見渡せるように配置する（おおむね90分から120分ほどの１回のセッションで実施する）。

　３）第三部：ナラティブ・エクスポージャー

　それぞれの外傷的出来事について想像的に情緒の曝露を伴いながら，すべてのライフストーリーを時系列に沿って語らっていく（１回90分のセッションを，人生ライン・エクササイズ後にどのくらいの数を行うべきか予め決めておく必要があり，通常は５〜10回の範囲である）。治療の最後には，最終のセッションですべての証言された内容の読み上げを行い，そのドキュメントの作成に立ち会ったすべての証人とサバイバーが署名を行う。また，人生ラインの最後の部分には，将来に対する希望や願いを象徴するようなものが含まれているよう配置する。完成されたライフストーリーは，サバイバー自身（もしくは彼もしくは彼女の，不快ではない親に）手渡される。

Ⅳ．私がNETを児童精神科入院治療に取り入れる上で意識していること

　NETのようなトラウマの治療技法を実施する前提として，まず子どもの安全感を確保することが欠かせない。災害による地域や家庭の崩壊を体験した子どもたちは，被災の現場から離れて，まず安全感や安心感を得ることが重要だし，家庭で虐待を受けている子どもたちは，そこから離れて虐待を受けなくて済む状況を用意しなければ，治療に取り組むことは困難である。また，NETの対象となるようなPTSD症状がある子どもは，強い抑うつを呈して日常的に自傷をしたり，希死念慮から自殺企図するリスクがある子も少なくない。解離症状がある場合には，日常生活そのものが困難となっていることが多い。こうした状況にある子どもを安全に抱えることができ，治療を提供できる場所となり得るのは，児童精神科病棟以外

にはほとんどない，というのが日本の現状ではないだろうか。実際，非虐待の子どもを保護する立場にある児童相談所は，一時保護所の慢性的な過密状態に悩まされているし，それらの子どもを委託する児童養護施設も厳しい状態にある。自傷行動や解離症状がある場合には，なおさらである。

とはいえ，児童精神科病棟にこうした子どもを入院させるには，いくつかの高いハードルがある。まず，精神科病床は精神保健福祉法によって厳密に管理されており，PTSD症状を呈するような子どもを安全に抱えるためには，閉鎖病棟の確保と医療保護入院の成立が欠かせない条件となる。しかし，家庭内で養育者から虐待が見られる場合には，虐待を行う養育者を同意者とする医療保護入院を成立させるのは難しいことが多く，倫理的にも適切ではないと考えられることも多い。児童相談所と連携し，一時保護委託での入院を検討することも多いが，その場合でも医療保護入院の契約と成立を省略できるわけではないのが悩ましいところである。この点について，2023年4月の精神保健福祉法改正によって，医療保護入院の同意者から「子どもを虐待するもの」を除外する規定が導入されたことは，現状に大きな変化をもたらす可能性がある。

また，入院させたからといって，こうした症状がすぐ緩和してくるはずもなく，それを治療し，改善していくのは容易なことではない。PTSD症状の緩和に有用だとされる薬物は少なく，そのエビデンスも乏しい。また，傷つき体験のある子どもの多くは大人を信じず，関係性を作って支援を受け入れてもらうにも，時間と手間がかかることが多い。虐待体験のある子どもは，虐待者との関係性を病棟の大人とも「再演」することが珍しくない。病棟のスタッフがあまり怖くない，とわかると，どこまですれば怒り出すのか，執拗に試し行動をとることが多く，そのターゲットになったスタッフは非常に苦労することになる。入院中の子ども同士でも，大人には打ち明けない深刻な話を開示して，開示された子どもが不安定になってしまったり，過度に接近して支配的になる，逆に気に入らないと徹底的に排除して，のけ者にしようとする，といった行動をとりがちで，トラブルが多発することも多い。

第Ⅲ章　ナラティブ・エクスポージャー・セラピーの児童精神科領域における実践　**85**

　こうした病棟での子どもの言動を，子ども自身の責任に帰するのではなく，それが過去の傷つき体験に基づく「再演」であることに気づいて，治療の糸口とするのがトラウマインフォームドケア（Trauma Informed Care：TIC）であり，子どもにとってつらい傷つき体験を言語化し，自分の人生史の中で整理しなおすための具体的な手段が，NETということになる。

　NETのような治療を行う際には，過去の傷つき体験を直接扱うことになるので，治療の前後で子どもの精神状態がある程度不安定になることは避けられない。時にはフラッシュバックが頻発し，解離症状が再燃してくることもあり得る。そのような場合にも，児童精神科病棟に入院中であれば，関係性ができつつあるスタッフが十分に見守り，危険な行動にいかないように病棟構造の中で抱えることができる。こうした点も，児童精神科入院治療の中でNETのような技法を扱う意義といえるだろう。

Ⅴ．児童精神科入院治療でNETを実施するための諸条件

　児童精神科入院治療でNETを実施するためには，もちろん実施する側の病棟スタッフに対する教育や，事前準備が欠かせない。また，医療行為の一部として実施するためには，文書を用いたアセント（子どもからの了承）や，同意の取得も必要不可欠となる。実施する対象となる児童についても，NETという技法が有用に働くための，一定の条件はあり，安全に施行するためには入院治療のどの段階で行うのか，といった見極めも欠かせない。そうした諸条件について，以下に列挙してみる。

　1）実施する医師や心理士はもちろん，病棟全体でNETについての学
　　　習が行われ，スタッフの間で基本的な知識が共有されていること。
　2）本人に知的なハンディがなく，体験を言語化する能力があること。
　　　一定の入院期間を経て，既に本人がある程度病棟に適応しており，
　　　スタッフとも関係性が構築できていること。NET施行中に情緒が

不安定となっても，それを抱える体制ができていること。

3）NETの対象となる，解離やフラッシュバックを中心とした具体的なPTSD症状があり，その解消が必要だということについて，本人とも十分合意できていること。

4）その原因となったトラウマ体験について，本人からの供述だけでなく，ある程度客観的な情報によって把握できているほうが望ましい。

5）医療保護入院の場合は保護者，一時保護委託の場合は児童相談所や入所中の児童の場合は施設とも，NETの実施について合意が得られること。

VI. 児童精神科医療で実際にNETを行う際に必要な事前準備

児童精神科治療における基本はインフォームド・アセントである。子どもにわかりやすく治療の概要を提示して，自分で治療を行うかどうかについて，しっかり考えることができるよう，支援する必要がある。また，同意（図1）を書面の形で記録し，カルテに残すことも重要である。当科では，そのために，次のような手順でNETの準備を進めている。

1）心理教育

解離症状やPTSDといった病態について具体的に説明し，自分の症状がそれにどのように当てはまっているのか。そのために現在どのような困難が生じていて，それを治療しないとどのような不利益があるのかについて，しっかり説明する。

2）NETとはどういうものなのか

そうした症状の治療法としてNETを紹介し，どうしてそれを採用しているのか。それはどんな風に用いられているものかについて伝える。

3）NETはどのような症状に有効なのか

NETを行うことで，どのような症状が緩和されて，どのような状態を目指していくのかについて，共有する。

第Ⅲ章　ナラティブ・エクスポージャー・セラピーの児童精神科領域における実践　**87**

ＮＥＴ（ナラティブ・エクスポージャー・セラピー）同意書

ガイダンス実施者；
ガイダンス実施日；
ガイダンスを実施した場所；

● 私はＮＥＴと呼ばれる治療法について、それがどのようなものであり、どのような症状
　に有効であるのか、そして具体的にはどのような手順とルールでそれが進められるの
　かについて、書面に基づいて十分な説明を受け理解しました。
● 治療の中で、私の生い立ちやつらい出来事について詳しく語ることを求められ、そのと
　きに不安や恐怖の反応が起きる可能性があること、苦痛を伴うことについても理解し
　ています。
● この治療に参加することで、繰り返しつらい記憶を思い出し、その都度混乱に陥ってし
　まう症状が軽減し、回数も減らせる可能性がある治療だと理解しています。
● この治療によって得られた情報は、厳重に保護され他の人には明かされないと理解し
　ています。
● 私の身元が明かされず、誰のものかわからない状態であれば、治療に関するデータが科
　学的な目的のために、研究に利用されることがあることを理解しています。
● この同意はいつでも自由に撤回して、治療の中止を希望することができると理解して
　います。

以上を確認し、ＮＥＴの治療を受けることを希望します。

　　　　　　　　　　　　　　　　　　　　　　　　　　年　　　　月　　　　日

　　患者氏名 _____

　　治療者氏名 _____

図1　当科で使用している同意書

　4）ＮＥＴの具体的な手順とルール

　具体的にはどのような手順でＮＥＴは行われるのか。それを行う時に
は，どのようなことに注意して，何を避けなければならないのか。効果を
得るためには，どのような努力をする必要があるのか。最後はどのように
して治療をまとめ，終結するのかなど，全体の流れを細かく説明する。

　5）治療中に解離症状が起きた時の対策

　つらい体験のリアルな想起によって，治療の中で再体験が行われる状態

となると，解離症状が起きて意識が保てなくなる可能性がある。それを避けるために，まずアンカー・ポイントを設定する。アンカー・ポイントとは，その人が安らぎや安心感を感じる場所について，可能な限り具体的に想像をめぐらし，あらかじめ準備しておくイメージ上の「待避所」のことである。例として，趣味でピアノを楽しんでいた女児のケース（症例2）を紹介する。

『〇〇会館の楽屋（イメージ）』；コンサートのためにしばしば利用する場所で，馴染みがある。つい先日もそこでコンサートをした。その時弾いた曲のメロディー。パイプ椅子の感触。舞台を映し出す，アナログモニターの白い輝き。ピアノを調律しているかすかな音。

こうした場所について，一緒に手助けしながら何度か繰り返し想起する練習を行い，怖くなったらいつでもそこを呼び出し，そこに戻れるように準備していく。他にも，治療中に意識を保つために，お守りになるものを身につけておく，触れるようにしておく，といったことも効果がある。

お守りの例；小さいころからずっと手放さず持っているバスタオル。表面が擦り切れてくまのプーさんの絵もかすれている。触れていると安心する。座って膝の上に置いておく

VII. 症例提示（表2）（症例の詳細は，特定を避けるための一部改変あり）

1．症例1　女児H
NET実施時年齢：11歳5ヵ月，女児
【診断名】気分変調症，解離性障害，I型糖尿病
【家族歴】異父同胞を含む同胞3子の第1子。2歳時に弟が出生。実父は3歳時に実母と離婚し，以後関与なし。5歳時に実母が継父と再婚し，直後に異父妹が出生。しかし2年後に継父とは離婚している。継父から本

第Ⅲ章　ナラティブ・エクスポージャー・セラピーの児童精神科領域における実践　　*89*

表2　各症例の概要

	症例1	症例2	症例3
年齢，性別	11歳，女児	14歳，女児	15歳，女児
診断名，併存症	気分変調症 解離性障害 Ⅰ型糖尿病	解離性障害 適応障害 アスペルガー障害	気分変調症 解離性障害
中核的なトラウマ体験	母との愛着不全 継父からの虐待	学校でのいじめ体験	実父から実母へのDV 場面への曝露
施行形態	心理士 花と石のワーク・本作成	主治医 インタビュー・本作成	心理士 花と石のワーク・本作成
施行前準備	ガイダンス・書面同意	ガイダンス・書面同意 アンカーポイント設置，お守り，呼吸法	ガイダンス・書面同意 呼吸法，リラクセーション，お守り
アセスメント	IES-R，TSCC-A，CMAS，バウムテスト	なし	TSCC，バウムテスト
施行回数	6回	4回	13回
施行後Follow up	装丁作り，読み合わせ，ブック贈呈（2回）	読み合わせ，ブック贈呈（1回）	読み合わせ，ブック贈呈事後面談（2回）
効果・予後	フラッシュバックは大幅に減少。抑うつも軽減。	フラッシュバックやそれに伴う過呼吸発作はほぼ消失。	過覚醒や解離症状は大幅に減少。甘えや身体的愁訴が増加した。

児に暴力等の虐待あり。

【生育歴と初診までの経過】周産期，幼児期早期の身体言語発達について母には詳細な記憶がなく，母子手帳の記載もない。7ヵ月から保育園に通園。年中となった5歳から継父との同居が始まり，同時にこの頃園で行われた尿検査をきっかけに糖尿病が判明。当院内分泌代謝科が入院治療下でインスリンを導入。両親とも共働きを理由に面会は夜間のみで，1日3回注射も困難と主張して2回にせざるを得ず，手技練習も不十分で不安が残ると記録あり。異父妹が出生後，実母と継父が別居。6歳年長になると「情緒不安定でインスリンを打たせない」「食事もちゃんと食べない」「妹に暴力をふるう」などの母の訴えが増え，低血糖や高血糖で救急搬送が頻回となる。小学校入学後も同様の経過が続き，地域でケースネット会議を開催して支援を求めたが状況は改善せず。2年生となったX年6月に「注

射を拒否して家出した」というエピソードをきっかけに当科へ院内紹介，同月初診。「説得が通じないし，やり取りできない。精神的にこの子はおかしい」と母は述べた。アセスメント目的で同年7月当科初回入院。

【治療経過（第1回入院）】入院後はCLS（チャイルド・ライフ・スペシャリスト）と協力し，子ども向け絵本や人形教材を用いてⅠ型糖尿病再教育を実施。取り組みは良好で，知的にも問題を認めなかった。病気や手技に関して恐怖症的な不安を抱いている様子はなかった。母は本児に冷淡な態度が目立ち，「私は仕事で手一杯。自分のことは自分でやれるようになってくれないと困る」と，自身の養育への振り返りや内省が困難だった。本児の治療拒否は母子関係の葛藤が影響していると判断した。市の養育支援の利用や母が忙しい際の施設利用なども勧めたが，母はこれを拒否。最終的に，母が実家に戻って祖母らと同居，支援を受けることを条件に同年8月退院とした。

【治療経過（外来）】退院後，母は「落ち着いてやれている」と主張したが，退院時8.7％まで低下していたHbA1cが半年後には11.3％，1年後には14％と悪化。X＋1年12月には注射部位の硬結や腫脹が顕著となり，注射器の衛生管理ができていないことが明白だった。X＋2年2月には祖母との同居を解消して母子生活に戻ってしまっていることが判明。主治医から児童相談所に通告を実施した。児童相談所の介入後，本児のみ祖母宅に戻って生活することとなったが，その後は抑うつ気分が目立つようになり，X＋3年2月にカッターでの自傷を繰り返していることを確認。児童相談所と協議し，一時保護委託による医療保護入院とした。

【治療経過（第2回入院）】病棟でも抑うつ気分が目立ち，部屋にこもりがちだったが，次第に改善。4月からはテンション高く他児と交流するようになった。硬結が強く注射困難となっていた大腿前面に替えて，上腕の注射の練習を勧めた。抵抗が強かったが，主治医も一緒に注射練習する中で少しずつ応じられるようになった。5月からは院内分教室に通学を開始。この頃から他児より「本児が怖い話をする」との訴えが増加。母への怒りや継父からの虐待体験を言語化している様子だった。面談でこれを取

第Ⅲ章　ナラティブ・エクスポージャー・セラピーの児童精神科領域における実践　　*91*

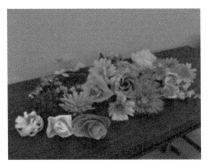

図2　花と石のワーク（花）（口絵4）

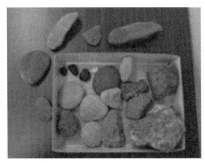

図3　花と石のワーク（石）（口絵5）

り上げたが，なかなかそこでの言語化は難しく，入眠前に幻視を訴えて不穏となったり，ぼーっとして解離状態となることが目立つようになった。クエチアピンの眠前投与を開始し，児童相談所と協議の上，7月から祖母や母との面会を一時停止。8月から心理士によるNET実施の準備を開始した。

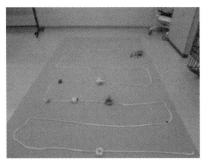

図4　花と石のワーク（人生のライン）（口絵6）

【NETの実施】X+3年10月から6回に分けて花と石のワーク（**図2〜4**）（口絵4〜6）を中心に実施。それぞれのエピソードについて詳細を聞く中で，初めて実父の記憶や継父からの虐待記憶を扱うことができた。NET開始前に病棟で隠れたり，実施の部屋から逃げ出そうとしたり，心理的抵抗は強く，励ましながらの実施だった。特に最後の「読み合わせ」でできあがったストーリーを聴く場面で，受け止めきれない気持ちが強く感じられた。

【その後の経過】実施後の11月より母や祖母との面会を再開。解離症状はほぼ消失し，糖尿病の学習にも積極的に取り組む様子がみられた。年末年始には自宅外泊も実施しつつ，最終的には児童養護施設への退院が決定。移行準備を進めた上で，X+4年3月退院となった。児童養護施設に

は複数回の訪問診察を実施したが，適応は比較的良好で，2年間生活後，自らの意思で中学入学と同時に自宅に復帰し，母と再同居となっている。その後も糖尿病のコントロールは良好で，当科の診察は終了となっている。

2．症例2　女児S

NET実施時年齢：14歳10ヵ月，女児

【診断名】解離性障害，適応障害，アスペルガー障害

【家族歴】結婚して長く子がなく，不妊治療を続けていた。本児の出生前に流産があった。結婚15年目で初子として出生し，同胞はない。自宅で店舗を営む父親，主婦の母親との3人家族。

【生育歴と初診までの経過】在胎35週で帝王切開にて，2,550gで出生。肺未成熟のため自発呼吸できず，直後に大学病院ICUへ入院となった。約1ヵ月で退院。早期の運動発育は遅め。夜泣きの殆どない，手のかからない子だった。初語は18ヵ月とやや遅かったが，話し始めると急速に言葉が増えた。1歳半・3歳児健診とも異常指摘なし。2年保育で周囲より遅れて幼稚園に入園したが，本人的にも「満を持して」という感じだったので，行き渋りはなかった。自分の思い通りにいかないとかんしゃくを起こすことがあり，他の子に譲ることや，他児のペースや好みにあわせて遊ぶことができなかった。文字や数字は教えずとも独りで学習してしまい，絵本もよく読んだ。小学校へ入学すると，行き渋るほどではなかったが「幼稚園が楽しかった」と言い，つらそうだった。積極的で意見をよく言い，先生には仕事をよく頼まれるなど良く評価されていたが，友だち関係はあまりよいとは言えず，ルールに杓子定規な傾向があった。サボりや，ルールを守らない子には容赦がなく，周囲から浮いていた。3年生の末頃から腹痛や頭痛を訴えて医療機関を受診し，受診すると治ってしまい身体所見がない，ということを繰り返していた。小4になると新しい担任（はじめての男性の担任）を，自分が注意されたわけでもないのに妙に怖がり，夜になって頭痛を訴える回数が増え，学校を休みがちとなる。不登校が続

き，近くの大学附属病院精神科を受診。不登校でも，ガールスカウトやピアノ，塾などには行けており，２学期からは再登校することができた。その後小５，６年生では生徒会活動などを熱心にやるなど，再び過適応気味だった。修学旅行で孤立感が強かったせいか，帰宅すると「地元の中学には行きたくない」と言い始めた。説得も入らず，結局本人の強い希望で，中学校は越境で隣の校区の学校へ通うこととなった。中学入学後はクラスに受け入れられた，と喜んでおり，５，６人の友人（男子含む）と長電話するようになった。吹奏楽部に所属したが，非常に厳しいクラブで先輩からのいじめがあり，やめる子が多い中踏ん張って頑張っていたが，夏休み中の練習で，先輩からフルートで頭を叩かれたことを機に退部。そのあと気分が落ち込み，情緒が不安定となった。友人と話している最中に耳が聞こえなくなり，声も出なくなる状態になったが，その日帰宅すると症状は消失。その後自宅で不安定となり，ものを机から落とす，興奮して過去のことを言い募る，屋上や外へ飛び出ようとする，といった状態がみられた。専門医の受診を勧められ，X－２年11月当科初診となった。

　【初診後の経過】当科初診後も学校で解離による「発作」が繰り返され，その中で３階の窓を開けて出ようとする危険行為があったため，初診の１週間後医療保護入院となった。

　【１回目入院経過】入院後，SSRIの１つであるセルトラリンを処方開始。その後，てんかんの痙攣発作にも似た発作様症状が出現。後弓反張やミオクローヌス様運動，意識消失と健忘を残した。神経科にコンサルトしたが脳波上の異常を認めず，最終的に偽発作であり，解離性症状の一部と同定された。言語化を促していく中で，学校の部活で受けてきた虐め体験のフラッシュバックが明瞭となり，偽発作から，虐め体験の場面再現へと次第に発作の質も推移した。また，言語化が進むにつれ次第に発作は遠のき，ナースコールで前兆を訴えるが，発作に至らないことが増えた。生育史や，入院後の対人認知のありようから強く自閉症の特性が疑われたため心理検査に導入。最終的にアスペルガー障害と診断し，両親への告知を行った。その後，本人にも告知し，以後障害特性についての本人教育も進

めた。X−1年1月には任意入院となり開放病棟へ移室。退院を希望して地元校への試し登校を行ったが，学校の対応に失望して断念。病棟に残って院内学級への登校を継続することとなった。その後も対人関係や進路先のこと等で不安定になることが多く，アピール的にヒステリー症状を呈することも多かったが，なんとか入院加療を継続した。3年生になる前に再度地元校への登校を試みたが，中途で断念。3年生も院内学級で取り組むことを決めた。得意とするピアノの弾き語りでライブをする活動を始めるなど，音楽が大きな拠り所となった。最終的に志望していた公立単位制高校に無事合格。院内学級を卒業と同時に，X年3月18日に退院となった。

【その後の外来経過】高校への進学を開始すると不安緊張が高まり，過呼吸発作や身体的症状の訴えが再燃。保健室の利用では，教師へつらさをわかってほしいとアピールする様子もみられた。しかし，それでも次第に学校に慣れて落ち着きを取り戻し，X年7月頃には安定してきていた。ところが，地元でライブ活動があった際，偶然客として来ていた中学時代の吹奏楽部の先輩と会い，その翌日からフラッシュバック症状が再燃。夢遊や解離性健忘を認め，ピアノに触れなくなったショックから強いうつ状態を呈した。地元を離れて休息するように助言したが，母の実家でも落ち着くことができなかったため，本人の希望でX年8月に当科へ任意入院となった。

【第2回入院とNETの実施】本人希望で閉鎖病棟個室使用とした。フラッシュバック症状の再燃に焦点を当て，中学時代の吹奏楽部でのいじめ体験に関してトラウマ記憶の処理を進めるために，同意を得てNETに導入。本人の意欲も高く，4回のセッションではほぼトラウマ体験の言語化と感情的曝露を完了することができた。外泊でも安定して自宅で過ごせたため，最終的なセッションの締めくくりを行った上で8月27日退院とした。その後の外来でも安定して再燃がなく，地域の成人精神科に転医となった。

3．症例3　女児Y

NET実施時年齢：15歳10ヵ月，女児

【診断名】気分変調症，解離性障害

【家族歴】同胞2子の第1子。初診当時，父親，母親，弟との4人家族。父は些細なことでカッとなるとすぐ怒鳴る，手が出るなど衝動制御が困難。水商売で泥酔して帰宅した母を殴るなどDV（Domestic Violence）もあった。叔父（父の弟）は同居する父方祖母に対して暴力があり，警察が介入したり，祖母が時々本児の家に避難してくることがあった。

【生育歴と初診までの経過】在胎38週，普通分娩にて2,420gで出生。保育器の使用なし。早期の運動発達に遅延はなく，言葉の発育の遅れもなかった。トイレトレーニングも早く，3歳までにスムーズに自立している。3歳半から保育園に通園。最初の2週間ほどは激しく泣いて行き渋ったが，その後は適応。集団には入れていて，お遊戯や運動会には参加していた。作品作りなどでは表彰されたこともあった。小学校入学後は，しばしば行き渋りあり。友達ができず，学校でもぽつんと1人でいる様子だった。3，4年生頃から勉強がわからなくなっていた。つまらなくて1人で遊んでいることが多くなった。4年生の中途で担任が産休となり，代わりに来た年配の教員をみなが嫌って言うことを聞かなくなり，学級崩壊状態になった。先生への反抗を主導する男児に，学校に持ってきてはいけないおもちゃやお菓子を持ってくるように強要されることもあった。夏休みに初潮があり，秋頃からは行き渋りが明瞭となる。X-3年4月に6年生に進級後は運動会までは何とか行っていたが，5月に運動会が終わると学校に行けなくなる。母の知り合いの勧めで6月からは保健室登校するようになった。自宅で些細なことでキレて暴れたり，逆に母につきまとったりと情緒的に不安定。「死んでくる」といって家を出るなど，これ見よがしな行動もあるため，母が精神科病院に相談。当院を紹介されて，X-3年12月初診となる。

【初診後の経過】DVへの曝露や母自身の水商売やアルコールの問題による養育不全，といった環境要因が大きいケースと判断。学校での適応障害以外にも，本人の家での状態の中には解離の症状が混在している可能性があると思われた。薬物の調整をはじめながら様子を見ていたが，X-2

年4月に中学に進学後，やはり通学は不安定で続かず，7月頃から完全に不登校状態となった。家庭での解離症状も悪化が見られ，母も薬の管理ができないまま不適切な服用もみられた。7月末にはDVとしての女性相談を受けて保護を受けるように説得。しかし，母はそれができずに8月末に本児と弟を連れて知人宅に家出する状態となった。そのことで父に脅されるなど不安定な家庭状況が継続しており，家庭では十分な休養と安全を保つことができないと判断。入院加療を勧めた。X-2年9月任意入院。同時に児童相談所に情報提供を行い，父の連れ戻しなどに対する対策を相談した。

【入院後の経過】入院後は病棟でもぼんやりする様子が目立った。父からメールが来て怖い，という訴えもあり，病棟に入っても安全感が回復しない様子があった。感覚の鈍さを主体とする離人症状とDV場面のフラッシュバックがあり，セルトラリンを開始。一方で，外泊中に指にタトゥリングを入れてくるなど，気分を上げようとして逸脱行動に走る傾向もみられた。睡眠リズムも崩れがちで，起床困難というよりも起きた後，午前中二度寝してしまうことも目立ったため，11月半ばには院内学級を利用することを提案。12月に入級とした。12月半ばには病棟での自傷（シャーペンでの引っ掻き）あり。以前の学校で発達障害を指摘されたことがあり，それを思い出してもやもやしたと訴えた。このため現在の病態について本人に解説。気分の易変性，慢性的な抑うつ気分とその一時的な悪化の繰り返しを認めたため，気分変調症を診断していること。それにはこれまでのつらい経験が大きく影響していることを伝えた。X-1年1月に入り両親の離婚調停が開始。この頃から外泊に出る度に，気持ちがもやもやすると訴え，面談の中で過去の虐待体験を言語化することが増加。それを扱っていくために，心理士と定期面談していくことを提案した。3月末には来年度も入院を継続することを決めることができ，4床室へ移動した。4月以降は食思不振や立ちくらみなど身体愁訴が目立ち，食事や体重の指導なども行った。耳鼻科受診では異常は認めなかった。テンション高く女児集団で交流する様子も目立ったが，それがエスカレートしてトラブルになること

も発生。正義感に駆られて他児への怒りが自制できない様子が見られた。5月末には抑うつ感が強まり，食思不振や不眠も顕著になった。部屋から出ず一日中布団をかぶって寝ている状態で，体重減少もあるが，それでも「ライブにだけは絶対行きたい」と気分の上がるイベントに固執。時間をかけて話をしても，なかなか現実に即して考えることが困難だった。主食を工夫したり，経口栄養剤を服用するなど努力もみられたので最低限の外出は許可しつつ，抑うつに対する治療を継続。髪を染めたり，家で喫煙を黙認されてしまっていることも取り上げ，気持ちは汲みつつも，こうしたことは結局，健康改善にもちゃんとした生活を取り戻すにも障害になる，ということを伝えて改善を促した。母にもその取り組みを促しつつ，離婚調停のほうを頑張ってもらうよう支援し，裁判で必要となる本児の診断書も呈示した。9月からは院内学級への登校再開も支援したが，病棟他児に怒りを向けて自制できなくなったり，自傷したりは相変わらず。10月末から11月にかけては長期外泊して家でクールダウンすることもあった。X年1月になり，離婚調停が成立。心理的に大きな区切りとなった。その一方で過去の様々な出来事を巡る解離症状や自傷があり，根本的な対応が必要だということを本人とも共有した。

　【NETの実施】トラウマ処理としてNETを施行することを決め，本人と母からも同意を得て，X年5月から心理士とこれを開始。トラウマ記憶の曝露的想起と物語化，それに関する不安処理などを同時並行で進めた。6月頃からは父への恐怖感が薄れた一方で，母に対し，過去に守ってもらえなかった，普段も母としての振るまいができない，といった怒りが増大した印象があった。外泊中にOD（over dose）や自傷が発生したため，心理治療の中で母の記憶を取り扱うと同時に，主治医として母に介入。普通の当たり前の生活を取り戻すために，母自身にも仕事や生活の見直しを協力するよう要請した。また，ネグレクトと思われる状態もあったため，地域の家庭児童相談所と連携して，ケースネット会議を開催。弟の状況などについても情報確認を行った。9月末には一過性にパニックを来して病棟から飛び出しがあり，1週間程度の医療保護入院を行い，一時的に閉鎖病

棟で行動制限と保護を行った。X年11月にはNETも最後までやりきることができ，全体として過覚醒や解離症状は大幅に軽減。一方でスタッフへの依存や甘え，身体的愁訴の増加を認めた。

【その後の経過】こうした中でも高校進学の準備は頑張ることができ，X＋1年1月には合格内定を獲得。その後は退院に向けて院内学級でも，病棟生活でも様々な取り組みをスタッフの支援を得て行うことができた。3月には退院前訪問看護も実施。高校生活に入った際の通学の具体や，支援してくれる地域の人への繋ぎも行った上で，X＋1年3月末退院とした。その後，成人の精神科に転医している。

VIII. 症例に対する考察

当科の入院治療におけるNETの実践例を，3件の症例報告の形で報告した。いずれのケースにおいても，あくまでもNETはトラウマ症状に対峙するための「最後の1ピース」のような存在であり，長い全般的な入院治療全体の，ごく一部に過ぎないことがおわかりいただけるかと思う。そもそも，NETのようなトラウマに焦点を当てた特別な治療技法を行うには，それが実施できるようになるまでに，その子どもを病棟で抱え，安心感や安全感を醸成し，辛抱強く関係性を作っていくことが欠かせない。特に家庭内虐待のようなトラウマを抱えている子どもは，少し病棟に慣れてくると，それまで経験してきた歪んだ対人関係様式や，痛みを伴う体験に基づく様々な逸脱行動を起こすようになることが多く，巻き起こるトラブルに対応する病棟スタッフは相当疲弊することが多い。それでも，そうした子どもたちの様々な言動に対してTIC的視点を忘れずに，過去の傷つき体験を見出す努力を続けることで，ようやくNETに導入するための糸口がつかめるのである。児童精神科病棟では医師や看護師だけでなく，心理士や精神保健福祉士，作業療法士などの多職種がチームで関わるため，そのすべてのスタッフがこうした心理的力動を理解し，力を合わせて子どもを抱えていく「病棟の基礎体力」的な部分を，こまめにカンファレンス

第Ⅲ章　ナラティブ・エクスポージャー・セラピーの児童精神科領域における実践　**99**

を繰り返すことなどによって，普段から鍛えていくことが欠かせない。

　症例1（女児H）は，幼児期に両親の離婚，再婚と継父との同居・異父妹の出生といったエピソードを経験する中で，継父からの虐待とⅠ型糖尿病の発症に見舞われたケースである。血糖のコントロールのために，ルーティンとしての針刺しによる血糖値測定や，インスリン自己注射といった，痛みや恐怖感を伴う医療手技の繰り返しが必要なⅠ型糖尿病は，それだけでも幼児にとっては過酷な負担となる疾患であり，治療を継続するためには大人の十分な支援と励ましが欠かせない。しかし，Hの母親は離婚を繰り返して二児を抱え，母子家庭を経済的に支える必要もあり，精神的にも余裕がなかったため，Hに対して過度に自立を求め，依存することを禁じていた。結果的にそれがHに対する心理的虐待・ネグレクトとなり，インスリン治療の怠薬・拒否に繋がって，身体的危機を呈して小児内分泌代謝科の主治医から，こころの診療科に支援が求められたケースであった。実際，入院してきたHは知的にも優秀で，年齢からは想像できないほど大人びた，冷めた口調で自らを語る女児だった。糖尿病という疾患や，治療の必要性の理解には全く問題点はなく，手技も正確に実施できる力量はあった。問題は母子の関係と情緒的な交流の乏しさ，欲求不満などにあることは明らかだった。しかし，母親は「大変なのは自分のほうだ」と頑なで，Hのために一緒に取り組んで行こうという治療同盟を結ぶことが困難だった。このため，母方祖母宅に母子で転居して祖母の支援を受ける，という姑息的な環境調整が精一杯であった。しかし，もともと母と母方祖母の関係が不良だったため，同居は長く続かず，退院後ほどなくして再度破綻が起こってしまった。

　そうした反省点も踏まえて，2回目の入院ではHの感じているであろう「寂しさ」「怒り」といった情緒に真剣に向き合おうと努めたが，そうした我々治療スタッフに対してもHは不信や怒りをあらわにし，「命を大事になんかしたくない」「私の命なんだから私の勝手だろう。なんでお節介をやくのか」と辛辣だった。そして，自分より年上の入院中の他児と対

等に渡り合い，徒党を組んで陰で逸脱行動を繰り返し，スタッフを混乱させた。そうした行動の背景には，本児の受けてきた不適切養育への怒りがあることは，もちろんスタッフで共有していたが，わかっていてもこうした行動に対応するのはやはり骨が折れることである。それでも，粘り強いスタッフのケアのおかげで，次第にHの攻撃的な言動はトーンダウンし，頑なに拒んでいた大腿部以外の部位へのインスリン自己注射を受け入れるようになった。その変化の時期と一致して，入眠時の解離性幻覚や，面談中の意識変容体験など，解離性障害の症状が出現した。不安や恐怖感を覆い隠す，過覚醒状態の気分高揚や攻撃性が低下したことと，それはおそらく関連しているだろう。

　こうした解離症状が過去の傷つき体験と関連することを説明し，それを言語化して記憶を整理することが症状の消失に繋がることを伝えて，HをNET治療に導入した。導入にあたってその意義や目的を，一時保護主体である児童相談所と協議し，児童相談所と協力して母や祖母の説得にあたり，同意を得ることができた。11歳という年齢もあり，Hは治療への不安も強く，治療意欲は決して高くなかったが，花と石のワークは子どもでも直観的に治療の全体像を捉えやすいという利点もあり，スタッフみんなが支持的に励ますことによって，何とか治療を継続することができた。語りの中では，これまで触れられたことがなかった実父の記憶や，幼児期に継父から身体的虐待を受けていたことが明らかになった。最終的に完成した冊子の読み合わせでは，「なんで私の人生ってこんな…」と涙を流す様子があり，自分のこれまでをリアルに振り返ることができた実感を伴いつつも，それを受け入れ難い気持ちが強く伝わってきて，担当した心理士も胸が一杯になってしまったとのことだった。しかし，NETの効果は明瞭で，解離症状はほぼ消失し，その後の児童養護施設への退院に向けた調整も順調に進んだ。色白でドレスの似合う，でも硬い人形のような表情だったHが，施設入所半年後の訪問ではまっ黒に日焼けし，同年代の男児たちをてきぱきと仕切っている様子に驚かされた。最終的に，Hは中学への進学を機に再度母親との同居を選択し，自宅に戻ったが，その後の糖尿病のコン

トロールも良好で，情緒的にも安定していた。最後に主治医に顔を見せて
くれた時に，澄ました表情で「もう私，反抗期とか終わったから」と述べ
ていたのが，強く印象に残った。

　症例2（女児S）は，アスペルガー障害の特性が明瞭で，知覚の過敏性
が強く，環境や対人ストレスの影響を受けやすい，繊細な女児だった。そ
の反面，ピアノ演奏に親しみ，自らも作曲をよくするなど，感覚の鋭敏さ
を生かせる自らの世界も持っていた。両親との関係も良好で，家庭養育は
暖かく親密な環境であり，支持的だった。高機能ASDの子どもにはよく
あることだが，Sもまた，小学校高学年になる頃から周囲と自分との違い
を意識するようになり，孤立感を深めていた。しかし，優等生的にふるま
い，過剰適応することでその違和感を埋めていたと思われる。校区の中学
への進学を拒否し，校区外の中学でそれまでの人間関係をリセットし，や
り直そうと生活を始めたものの，期待していた吹奏楽部の部活動の中で酷
いいじめに遭遇し，パニックや解離症状が頻発するようになったことで，
入院治療に結びついた。
　入院後も，てんかん発作と見紛うほどの激しい症状を呈したが，神経科
の協力もあって偽発作と確定し，SSRIを併用しながら言語化を促すこと
で，部活内でのつらいいじめ体験の言語化ができるようになり，症状は次
第に消失した。知的にも優秀で，理解力にも秀でていたため，アスペル
ガー障害について診断告知を行い，自己理解を深めるための支援を行った
ところ，受容も良好であった。そのことも，その後の情緒的な安定に大き
く寄与した。退院を一度は模索したが，地元校への不信感を払拭すること
ができず，最終的に任意入院を継続しながら院内学級を利用して高校を目
指すことを選択した。卒業まで治療を継続して，無事志望校に合格。退院
となった。
　退院後，高校に入学後は，高校という新奇場面に対して不安や緊張が高
く，一時的に過呼吸発作や心因性の身体症状が増加したが，高校生活への
期待や意欲も高く，次第に落ち着きを取り戻していた。しかし，彼女の精

神的支柱となっていたピアノ演奏のライブ活動の場面で，偶然客として来ていた中学時代の吹奏楽部の先輩と会ってしまい，その翌日からいじめ場面のフラッシュバック症状が再燃した。夢遊や解離性健忘があらわれ，ピアノにも触れることができなくなり，そのショックから強いうつ状態を呈した。いじめ体験については，入院中にある程度の言語化ができており，そのことによって解離症状もいったんは鎮静化していたため，このような形で症状が再燃したことは予想外であり，Sにとって，いじめ体験の傷がいかに深いものであったのかを思い知らされた。感覚の過敏性を有するASDの人は，定型発達者と比較して，写真的で鮮明なエピソード記憶を有することが多く，逆境体験をトラウマ化しやすいのかもしれない。

　いずれにせよ，解決のためにはトラウマ処理に特化した治療が不可欠だと判断し，本人に十分説明の上，NETを行うためだけの短期間の入院治療を設定して，入院環境下でNETに導入した。そうした事情もあり，このケースでは実施を心理士に依頼せず，関係性が十分構築できていた主治医が，直接NETを施行する形をとった。花と石のワークに導入したが，患者の治療意欲も高く，焦点となるいじめ体験場面に関して，詳細な想起と十分な曝露（エクスポージャー）を行うことができた。しかし，一回ごとの疲弊は非常に強く，夜間も浅眠で夜驚もみられたため，入院環境でそのサポートが行えたことは非常に有用であった。治療効果は極めて鮮明であり，退院後フラッシュバックは完全に消失して，ピアノ演奏のライブ活動にも無事復帰することができた。Sのケースは学校の部活でのいじめ体験，という限定的で単回のトラウマ事象であり，家庭内虐待のような慢性的で複雑なトラウマ体験ではなかったことや，家庭環境が良好で両親の親密な支援があったことも，治療がスムーズに進んだ要因だったと思われる。

　症例3（女児Y）は，夜の水商売に従事し，アルコールで泥酔して帰宅することも多い母親による不適切養育と，その母親を殴打する父親のDV場面に幼児期から晒されてきたケースであり，心理的安全基盤が極めて脆

弱だった。こうした子どもにありがちなことではあるが，幼児期の自立は早く，保育園には過適応を示すなど，幼児期には周囲から危機に気づかれにくい状況であったのだろう。しかし，対人不安が強く，小学校入学後は周囲から孤立しがちであり，小5の夏休みに初潮があり二次性徴が明瞭となると，不登校傾向となった。完全に不登校となった小6の5月以降は，自宅に引きこもる生活の中で心理的葛藤が増大し，情緒的に不安定となった本児を持て余した母によって，精神科医療に繋がった。取りあえず外来で投薬加療しながら，現在も継続している父親からのDVと，それによる母自身の精神状態の不安定さを解消することが不可欠であることを伝え，女性相談所との連携を強く勧めたが，DVを受ける女性にありがちな決断できない弱さが際立っており，母は自分で動くことができなかった。最終的に，父の暴力に耐えかねた母が，Yらを連れて知人宅に家出したことをきっかけに，任意入院の形で本児を入院治療に導入することができた。父による強引な連れ戻しが予想されたため，児童相談所への通告と連れ戻し対策を講じることが必要であった。

入院後の観察によって，ぼーっとしてその間の時間経過がわからなくなる意識変容，感覚の鈍さを主体とする離人症状，DV場面のフラッシュバックといった症状があることが確認でき，解離性障害の診断が確定した。また，ほぼ1日中持続する抑うつ気分が持続しており，「何かしようとしても気分がもやもやして集中できない」と訴えて，不適応感，過敏性，焦燥感も顕著であった。不快さを覆い隠すようなハイテンションや気分高揚も多く，その中で逸脱行動や他児とのトラブルが繰り返される状態であり，気分変調症が併存していると判断した。

生活リズムを修正し，日中少しでも健康な活動ができるように院内学級に入級してもらい，病棟スタッフや院内学級の教員との関係が深まるように努めたが，常に父に連れ戻されるのではないかという怯えが持続している様子だった。母との面会や外泊のたびに，進まない両親の離婚調停や，酒におぼれがちな母の様子など，改善しない家庭の現実に直面して不安定になることが繰り返されてしまい，入院しても安全感を回復することが困

難だった。こうした中で，主治医や病棟スタッフに対して，散発的に過去の虐待体験を言語化することが続いていたため，両親の離婚調停の成立という，心理的区切りとなるエピソードのタイミングでNETの実施を提案し，関係性の構築が進んでいた担当心理士によって導入された。

しかし，YのNETは順調には進まず，情緒が不安定化して自傷が起こったり，外泊中に過量服薬してしまったり，パニックとなって病棟から飛び出しがあったり，と逸脱行動が起こるたびに中断を余儀なくされた。その都度，病棟のスタッフも混乱し，NET治療を続けることが適切なのかについて，繰り返しカンファレンスが行われた。また，一向によくならない家庭状況を改善するために，地域の家庭児童相談所と連携してケースネット会議を開催するなど，福祉機関との協同も必要であった。それでも，NETの中でYは父からの虐待やその恐怖感についてだけではなく，これまで語れずにいた，母に対する複雑な思いを言語化することができ，そのことは大きな収穫だったと思われる。

最終的に，中断期間を挟みつつYのNETは開始して終結するまでに6ヵ月を要することとなった。化と石のワークによって散乱していた記憶が，一本の繋がりのあるものにまとまったことや，ずっと通奏低音のように持続していた父への恐怖感が明らかに薄れた，という効果は得られたように思われた。その一方で，母に対して，過去に守ってもらえなかったことの怒りや，甘えを受け入れてもらえず放置されたといった怒りの感情が膨らみ，収拾がつかない感じが残されてしまったようでもあった。その後何とか入院を継続し，院内学級を卒業して高校に繋がることはできたが，入院治療の中で，最後まで十分な安心感や安全感を味わうことなくYを退院させてしまった，という悔いがスタッフの中に残ったケースだった。トラウマ焦点化治療は，子どもをトラウマ状況から救出し，安全感を回復した中で行わなければうまく進まず，十分な効果も得られない，ということがこのケースから得られた教訓と言えるだろう。

IX. 当病棟におけるNET実施上の工夫

　NETを重要な治療手段として取り入れていくと，それを安全に行うためには，病棟において様々な試行錯誤が必要であることがわかってきた。その具体的な内容を以下に示す。

1）実施場所をどこにするか。病棟内の個室や面談室を利用することは，病棟に安心感のある児にとっては有利に働く半面，そこで情緒的な混乱や恐怖を体験すると，病棟そのものが怖い場になってしまうリスクもある。当院では，病棟を離れて心理療法室を利用するのが基本となっている。

2）実施時間をどうするか。病棟の日常や院内学級の利用を考えると，心理療法の時間が夕方遅い時間になりがちである。しかし，実施後の情緒的な不安や混乱が起きた場合，人員的に手薄で対処の難しい準夜帯にはフォローすることが難しい。できれば日中，日の高い時間帯に行いたい。

3）どこまでセッションを続けるか。当初，毎回1時間，4回〜6回程度等と見通しを持って開始しても，実際に語りが始まって曝露しながら開示が進みはじめると，途中で遮るのは難しいことも多い。柔軟に，臨機応変に対処が求められる。

4）セッションの内容について，どこまで共有するか。NETのセッションに現れてくる子どものトラウマ体験は，当然その子どもにとって極めてプライベートで，ナイーブな内容を含んでいる。個々の具体的事実については，当然セラピーの実施者との間で秘匿されるべきであり，最終的に作成されるブックについても他者が閲覧することはないことを，十分保証しなければならない。その一方で，その子どもが抱えていたトラウマ体験の質や，呈していた症状の意味について，スタッフがそれを理解して共有できなければ，セラピーに取り組む子どもの心理的な不安定さを支え，最後までやり続けられ

るように支援することは難しい。正解はないが，NET の実施にあたって，当科では繰り返しカンファレンスを行い，療法の進行の具合や，開示されるトラウマの質などについて，こまめに共有することを心掛けている。

X．まとめ

　NET は外傷的体験だけを焦点化して扱うのではなく，その人の人生全体を 1 本の線のように構成しながら，体験をその人の人生に位置づけることを重視している点に，その特色がある。比較的シンプルな構造で，4〜6 回のセッションでまとまった治療が完結できるため，病棟のスタッフや実施する心理士が習熟してくれば，非常に有用である。その反面，これを安全に実践するためには，様々な事前準備や丁寧なガイダンス，同意の取り付け，安全策の設定，反応を含めた病棟の見守り体制など，具体的な工夫が様々に必要となる。また，最後にそれを一続きの物語に再編し，未来に開かれたものとして共有する作業にも，十分な時間と余韻が持てるよう配慮が必要である。全国児童青年精神科医療施設協議会（全児協）では新規入院患者について診断カテゴリー別統計を毎年集計しており，2021 年度の集計[3]では正会員 38 施設の合計で，のべ2,955人の入院児童のうち，811人（27.45％）に虐待体験を認めたと報告されており，我が国の児童精神科の入院治療において，被虐待体験を有する子どもの治療は喫緊の課題となっている。NET はそうした我が国の児童精神科入院治療の臨床現場において，極めて有用な治療技法の一つであるといえるだろう。今後は，その有用性について着目し，臨床実践に活かしてもらえるよう，実践報告を積み重ねていく必要があると考える。

文　　献

1 ）Schauer, M., Neuner, F. & Elbert, T. : Narrative Exposure Therapy : A Short-Term Treatment for Traumatic Stress Disorders, 2nd Revised and Expanded

edition. Hogrefe Publishing, Göttingen, 2011.（森茂起ほか訳：ナラティブ・エ
クスポージャー・セラピー 第2版：人生史を語るトラウマ治療. 金剛出版,
東京, 2023.）

2) Schauer, M. : Narrative Exposure Therapy for Children and Adolescents（KID-
NET）. Landolt, M.A.・Cloitre, M.・Schnyder, U.（Eds.）: Evidence-Based
Treatments for Trauma Related Disorders in Children and Adolescents,
p.227-250, Springer, Berlin, 2017.

3) 全国児童青年精神科医療施設協議会：全国児童青年精神科医療施設研修会報告
集. 51：169, 2021.

| コラム | 小川香織 （岩手医科大学附属病院児童精神科／臨床心理士） |

これからNETに取り組まれるセラピストの先生方へ

　両手いっぱいにつかまれた石がラインの上に乗せられていく。た
くさんの石に埋もれ，ラインはほとんど見えなくなっている。花は
小さなものが1つ2つ置かれるのみ。これから始まるNETに意気込
んでいた私は，クライエントのこれまでの人生に起きてきたことを
目の当たりにし，すっかり圧倒されてしまいました。

　このような「花と石」を体験したことのあるセラピストは少なく
ないでしょう。私もNETを振り返る時によく浮かんでくる光景で，
「花と石のワーク」はアセスメントであると同時に，クライエント
がまだ言葉にできない心の傷の重さや混乱を，クライエントとセラ
ピストが共有できる貴重なワークであることを感じる瞬間です。ま
だまだNET初心者の私がコラムのページをいただくということで，
NETで体験したこと，感じたことを恐縮ながら書かせていただきま
す。これからNETに取り組む方のお役に立てば幸いです。

●クライエントの語りをガイドすることの難しさと人生史が再構成
　されることの意味

　花と石のワークでの聞き取りを経て，いよいよ出来事の語りが開
始されます。トラウマ体験についてはより丁寧に語っていただくこ
とが重要ですが，クライエントは出来事の重要な部分ほど急いで語
り終えてしまいます。トラウマがもたらす混乱の中にいるクライエ
ントが，出来事の内容やあらゆる体験（認知・情動・感覚・身体反
応）を語れるよう質問を投げかけガイドすることの難しさは，NET
初心者が必ず感じることでしょう（セラピストのスキル不足により

あっという間にクライエントが語り終えてしまい,「先ほどの話で
すが…」と何度も行ったり来たりしていただく……なんてことに)。

しかし時系列で記憶が語られていく中で,以前の出来事によって
生じた認知が次の出来事につながっていることにクライエント自身
が気づく過程や,気づかなかったよいできごと(花)に気づいてい
く過程が生じていきました。回を重ねるごとにつながっていく自分
の人生史を読みながら「今までの自分に頑張ったねと言ってあげた
い」と語るクライエントの後ろには,山と積まれていた石が並びな
おされ,クライエントがこれまで歩んできた人生の道が現れてくる
ようでした。これはNETならではのダイナミックな体験であると心
から感じました。

◉事例検討やスーパーヴィジョンの大切さ

NETのみならずトラウマに焦点化されたセラピーにおいては,忠
実性と柔軟性が求められます。セラピーの基本でありつつ非常に難
しい部分で,私の実践の中でも「どのような質問が適切か」「曝露
は十分か」などセラピー進行に迷うことばかりでした。幸いにも職
場には先にNETに取り組んでいる上司がおり,相談しながら進める
ことができましたが,セラピスト自身の回避の問題に気づくために
も,クライエントにとってより役に立つセラピーにするためにも,
サポート体制の重要性を感じました。特に複雑性PTSDを対象とす
ることの多いNETでは,クライエントとセラピストを支えるサポー
ト体制づくりは必須になると考えられます。

NETを実践するセラピストとの事例検討やスーパーヴィジョンの
機会が今後ますます増えていき,NET実践の輪がますます広がって
いくことを願っております。

第 Ⅳ 章

虐待を受けた子どもへの
ナラティブ・エクスポージャー・セラピー

服部隆志
大阪府貝塚子ども家庭センター

Ⅰ．はじめに

　親からの虐待を受けた子どものナラティブ・エクスポージャー・セラピー（以下，NETと表記）について検討を行う際は，その独特の性質を踏まえる必要がある。

　1つはトラウマ体験の原因が，多くは自分の親であり，親密な他者であることが挙げられる。その複雑な子どもの心境については後に検討を加える。また児童虐待は親子関係の悪循環が次第にエスカレートした結果として起こることが多い。つまり，1回のトラウマ体験ではなく，長期に複数回の被害体験を有することが基本となる。

　また対象が子どもであるため，様々な制限がある。例えば，言語表現能力が十分に発達していない年齢の場合があること，1人でセラピーを受けることはできないので周囲の大人の理解が必要であること，トラウマに向き合う準備が十分にできていないことが挙げられる。もちろん，現在，子どもが虐待を受けていない，安全で安心できる環境で生活していることがセラピーの前提には必要である。これらの点はアセスメントと深く関連するため，後に詳しく触れたい。

　次に特質として挙げられるのは，虐待によるトラウマだけでなく，何ら

> ○被虐待体験は親密な他者からのトラウマ体験である
> ○子どもが対象となる
> ○長期間，複数にわたるトラウマ体験を経験している
> ○喪失を伴うことが多い
> ○トラウマ体験からあまり時間がたっていない（鉄は熱いうちに打て）

図1　虐待を受けた子どもの NET の特徴

かの喪失体験・剥奪体験も併存することが多い点である。単に身体的な暴力を受けただけではなく，家庭環境がネグレクト状態で不安定な場合がある。また，片方の親と別居していたり，時には死別していることもある。NETの際には，そういった喪失についても子どもから話が出てくることが多くある。

　一方，NETをする利点として挙げられるのは，トラウマ体験からあまり時間がたっていないため，扱いやすい点である。「鉄は熱いうちに打て」という格言があるように，この特性は回復の後押しをするように思われる。

　以上のような児童虐待ならではの特徴はあるものの（図1），人生を振り返りながら，複数のトラウマ体験（時には喪失体験）を取り上げるNETは，虐待を受けた子どもにとても適したトラウマケアの方法だと考えられる。

II. 児童虐待によるトラウマの特徴

　次に児童虐待によるトラウマをどのように理解したらよいかについて整理していきたい。具体的には，「トラウマ体験（実際の虐待状況）」と「トラウマ反応」の2つに分けて検討を行う。他のトラウマ体験も同様であるが，トラウマ体験の内容・強さによって，トラウマ反応の強さは異なってくる。また，同じようなトラウマ体験があったとしても，トラウマ反応の

強さ・表現のされ方には個人差が大きくある。特に後者はトラウマのアセスメントやケアを複雑にさせる大きな要因である。

これらのためにまずは，その子どもにどのようなトラウマ体験（実際の虐待状況）があったのか，その上でその子どもはどのようにそれを捉えていて，どのような影響を受けているかについて理解することが肝要であろう。

1．トラウマ体験（実際の虐待状況）の理解

トラウマ体験について整理するには，そのトラウマ体験が誰からもたらされたものなのかという点を明確にすることが必要である。児童虐待の場合は基本的には親であるが，母親の内縁男性のように親ではない時もある。この「だれから」という点は後に述べるように，「怒り」，「自責感」，「葛藤の強さ」などに関連することである。例えば，自然災害であれば怒りの矛先がない状況になりやすく，一方で親からもたらされたトラウマの場合は，自分が悪い子だから暴力を受けたと考えたり，トラウマ反応を素直に表現することが難しい状況となり得る。

次にそのトラウマ体験の外傷性，侵入性の強さも影響の表れ方に大きく関係してくる。例えば，同じ地震という体験であっても，少し揺れる体験と命の危機を感じる揺れの体験ではインパクトは違ってくる。児童虐待の場合であっても，頬をビンタされて赤くなったという身体的虐待と，骨折や首絞めといった身体的虐待では，トラウマ反応のフラッシュバックの頻度と思い出した時の負担感は差が出てくる。心理的虐待であっても「バカ・アホ」と言われることと，「生まなければよかった」と言われることの違いも大きい。

3つめに挙げるのは，回数である。児童虐待は，徐々にエスカレートしていくことが一般的である。つまり，最初は暴言（心理的虐待）のみであったが，次第に手が出るようになるなど，虐待状況は長期，複数回に渡ることが特徴である。

以上をまとめたのが図2である。なお児童虐待は，親から直接被害を

（だれから）	×	（どのような体験）	×	（回数）
例：自然災害		揺れる〜死ぬ恐怖		1回（単回性）
見知らぬ人		ぶつかる〜性暴力		1回（単回性）
親		叩かれる〜骨折		複数回（長期反復性）

図2　トラウマ体験の特徴・強さについて

受ける身体的・心理的虐待だけではなく，子どもが見聞きできる状況で大人同士の暴言・暴力が行われること（面前DV目撃）や，親の自傷行為の目撃といった心理的虐待も含まれることを念頭に置く必要がある。

　児童虐待は家庭という密室で行われることが多いため，第3者が実際の虐待状況（トラウマ体験）を把握することは難しい。本人がどのように体験し，記憶しているか（＝心的・内的現実）も大切ではあるが，可能な限り本人以外からの情報（例えば，加害をした親，加害をしていない親，きょうだい，親族，子どもの所属機関など）により外的現実も把握することが望ましい。

2．トラウマ反応についての理解

　次にトラウマ反応について検討する。侵入症状（フラッシュバック・悪夢）や回避，過覚醒，解離などについてはアセスメントの節で後述することとして，ここでは虐待というトラウマ体験が子どもにどのような意味を持つかについて述べることにする。

　まずは最も大切なポイントとして，親という親密な他者からの被害体験という点である。これは大きな葛藤を生むことになる。1つは，子どもはまだ一人で生きていくことができずに親に依存せざるを得ないため，親から離れることは難しい。親から離れることは生命の危機と感じるために，見捨てられ不安も発動してしまうことになる。そのため，親に怒りを向けることもできず，その環境に適応して生活をすることになる。2つめの葛藤の理由としては，虐待行為をする親であっても，365日，24時間ずっと

不適切な関わりをするわけではなく，よい関わりも相当に子どもは経験している。よい体験の中に虐待という悪い体験もあるために，その整理は容易にはできないと考えられる。例えば，親のことや虐待について，「自分の親はよい関わりもたくさんしてくれたが，虐待はやり方が間違っていたし，親が悪いことだ。結果的に虐待をしてしまったのは親なりの事情はあったのかもしれない。ただ自分にとって虐待はしんどいことだったし，子どもである自分にはどうしようもなかったから，誰かほかの人の助けが必要だった」というように，整理して捉えられたらよいが，当然，そうはならない。子どもは知識や経験に乏しく，また渦中にある状態では，親の行為や意味について仕分けをすることはできない（そのため周囲の大人の助けが必要となる）。結果的に，アタッチメント（愛着）のＤタイプのように，親に「近づくことも，遠ざかることもできない」状態になることがある。親が相当に感情のコントロールが悪く日常的に暴言があったとしても，衣食住の保障などはあるし，内縁男性であっても自分にとって大切な母親の大切な人であるため同じような状況が生じやすくなるのであろう。

　その他，親密な他者からのトラウマ体験であることは，様々な事態を招きやすく，例えば，①親のことを悪く言うことはよくないことだと考える，②素直にしんどいことだと気づけずに言語化できない，③自分が悪いからだと思いやすい，④どこの家庭でもよくある状況なのではないかと考える，⑤虐待やその負担感のことは考えずにフタをしようとするといった例が挙げられる。上記については，NETの実施に関してもトラウマ反応の表れ方に影響を及ぼすため，把握が必要であるし，NETの効果に密接に関わってくる。NETにより，フラッシュバックの回数が減った，思い出してもそこまでしんどくなくなったといった変化も重要であるが，それと同じくらい，NETによって虐待の意味，捉え方がどのように変化したかについて着目することが大切だと考える。これこそがNETが曝露療法に留まらないトラウマケアの手法であることと関係してくるからである。

　追加で検討が必要な点は，虐待者が後に，離婚して別居する，時には死別するといった状況になることも多いので，NETを実施する際の虐待者

との関係性，距離感もポイントになると思われる。

　NETを実施すると，虐待された子どもは多岐にわたる被害体験について語ることになる。そして，子どもにとっては時として，自身が直接被害を受ける身体的虐待よりも，DV場面を見聞きしたり，親が自傷行為をしている場面を目撃するほうがトラウマ記憶として残りやすいことがある。一見，間接的な被害に見えるが，親密な他者の被害についても大きなトラウマとなることにも注意を払う必要があろう。

　また話題は変わるが，実際の「トラウマ体験（虐待状況・出来事）」と「トラウマ反応（影響）」の２つを区別することも肝要である。つまり，同じ内容，頻度，期間の虐待を受けたとしても，トラウマ反応の表れ方は個人差がみられる。トラウマ体験は重大ではなくても，トラウマ反応は重大であったり，また逆の場合もある。両者を分けてアセスメントをすることは，子どものトラウマ反応を客観的に冷静に把握するためのポイントと考えている。

　以上のように，子どもの内的体験として様々なことが起きていたとしても，それが日常生活にどのくらい支障が出ているかについても把握する必要があろう。例えば，学校に安定して登校しているか，クラブやバイトといった社会活動の程度や，他者（友達やきょうだい）に暴力をふるったり，落ち着きがないといった行動化，不定愁訴などの身体化がみられないかが気になるところである。フラッシュバックや過覚醒が同程度であっても，それにうまく付き合って日常生活を保てる子どもとそうではない子どもがいる。

　上記は，影響（トラウマ反応）は，トラウマ体験の質に加えて個人の特徴・資質にも左右されるということを意味する。具体的には，アタッチメント（愛着）の質，知的能力，言語化能力，社会的スキル，生活へのモチベーション，信頼できる大人の存在などがこれに含まれるであろう。そして，これらはイコール，子どもがトラウマに向き合う力があるか，トラウマケアができる準備ができているかに直結するために，次節で詳しく検討を行う。

○被虐待体験は親密な他者からのトラウマ体験である

○一般的なトラウマ反応だけではなく，虐待の意味，捉え方にも着目する

○面前 DV や親の自傷行為の目撃も大きなトラウマとなり得る

○実際の虐待状況とトラウマ反応を区別する

○トラウマの内的体験と同時に，日常生活に支障が出ているかも合わせて考える

○影響（トラウマ反応）は，体験の質に加えて個人の特徴・資質にも左右される

図3　虐待によるトラウマのポイント

　ここまで検討した虐待によるトラウマ反応の理解について，**図3**にそのポイントをまとめている。

Ⅲ．被虐待体験の心理的アセスメント

　NET の導入に際し，まずはその子どもの心理的側面についてアセスメントを行うことになる。虐待を受けた子どもの全般的な心理アセスメントの内容については，別の機会[1,2]で詳述したのでそちらを参照してほしい。ここでは，NET の導入と実施に関連が深い，①トラウマ反応のアセスメントと，②NET を適用するかどうかに必要な情報の2つに分けて述べる（**図4**）。

1．トラウマ反応のアセスメント

　トラウマ反応のアセスメントの際には，標準化されているツールを用いることが望ましい。例えば，TSCC-A（Trauma Symptom Checklist for Children；性の項目が含まれるバージョンのTSCC もある）を用いることも有用である。

　トラウマ反応の中でも特に重要なのは，侵入症状の1つである「フラッ

（1）トラウマ反応のアセスメント
　○フラッシュバック
　○過覚醒（日常生活での行動観察を含む）
　○回避・解離
　　※TSCC-Aなど質問紙を使うことが望ましい

（2）NETを実施するかのアセスメント
　○現在の生活で安心感を得られているか（虐待を受けていないか）
　○感情のコントロールの程度（激しい自傷他害はないか）
　○現在の養育者との関係が良好か
　○子どもがどの程度トラウマ体験の言語化ができるか

図4　NETの実施に関する心理的アセスメントの内容

シュバック」であろう。フラッシュバックは主観的に負担感の強い反応で
あり，また曝露療法が治療メカニズムの１つであるNETにとって，治療
効果も得られやすい反応である。フラッシュバックは思い出す回数をゼロ
にすることが重要なのではなく，思い出した時に生理的，心理的に揺さぶ
られる程度を小さくすることが大切である。そのためNETの曝露により
この反応の程度が下がることが期待される。このフラッシュバックについ
ては，①思い出す場面（複数挙げてもらう），②頻度，③思い出した時の
身体の反応，④思い出した時の気持ちや考え，⑤思い出すきっかけ（リマ
インダー）について尋ねることが必要であろう。

　それ以外のトラウマ反応としては，「過覚醒」として，イライラのしや
すさ，不眠，落ち着きのなさ，突然の音への敏感さなどにも着目したい。
一方で，この過覚醒は，ケンカをしやすいといった行動は自己認識しやす
いが，比較的自覚症状が乏しいため，第３者の行動観察が重要な情報源と
なろう。

　「回避」については，虐待者や虐待者を思い出すものを避けることはも
ちろんそうだが，トラウマ記憶を思い出すことを意図的に避けることも含

まれる。後者については，防衛機制としての「抑圧（フタをして考えないようにする）」と似た状態と考えられる。加えて，「解離」についても情報が欲しいところである。思い出すよう仕向けたら言語化できる回避と異なり，解離状態にあるとトラウマ体験について思い出すことも難しくなる。また日常生活でボーッとしやすいことも解離の1つの表れであるが，これは長時間の説教（心理的虐待）を受けていた子どもによくみられやすい。この場合は，長時間の説教に適応（防衛）しようとして解離という手段を用いていると表現したほうが適切かもしれないが，解離という方法を手放すことはなかなか難しく，強すぎる解離はNETの適応が困難になるほどである。

　なお，これらアセスメントの結果は子ども本人にフィードバックを行い，NETへの動機づけに用いることも大切である。併せて，NET終了後に再び同じツールでアセスメントを行い，効果について子どもと共有する機会を持つことも重要であろう。

2．NETを実施するかどうかに必要な情報

　NETを実施するにあたってはトラウマ反応があることはもちろん重要であるが，それと同じように，トラウマへの曝露に向き合う力があるかどうかも意義深いアセスメントとなる。以下，いくつかの点について概観する。

　1つは，子どもが現在置かれている環境についての情報である。絶対条件として，子どもが安全で安心できる環境にいる，つまり現在進行形で虐待を受けていないことが必要である。子どもが児童福祉施設に入所している，虐待者と別居しているといった環境であればNETが実施可能である。

　2つめは激しい自傷他害があれば実施は困難である。他の子どもに時々暴言を言うことがある，時々リストカットをすることがあるなどであれば実施はできると考えるが，毎日のように他者に暴力が出たり，自殺念慮が強い場合などはまずは現実生活への適応をよくすることが先決であろう。

　3つめは，周囲の大人との肯定的な関係である。同居している親や親

族，施設の職員が候補となるが，回復に必要とはいえ，NETは子どもにとって心理的に負荷がかかる作業となるため，治療を支える大人の存在は欠かせないであろう。

4つめとして挙げることは，子どもがトラウマ記憶や，それにまつわる気持ちや考えにどのくらい触れられ，言語化できるかである。ここが一番のポイントになるが，トラウマ記憶やそれにまつわる気持ちや考えはとてもつらいために，考えないように対処することが普通である。つまり防衛機制と呼ばれる自分の心を守る手段を発動するのである。抑圧（フタをする），解離（ボーッとして意識のスイッチをオフにしたり，体験の連続性をぶつ切りにする）は代表例であるし，トラウマ反応の1つの回避もこれに当たる。ただこれらにはグラデーションがあり，全く言語化できない子どもから，部分的には話せる子ども，それから詳細に記憶を蘇らせその時の気持ちや考えまで語れる子どもと程度は様々である。この程度の差の背景は様々考えられるが，年齢（知的水準），現在の安心できる人間関係の質，肯定的な自己イメージ（自尊心）など広範囲に渡ると考えられる。中には言語化はできないが，絵やプレイで象徴的に表現できる子どもがいるが，その場合は，プレイセラピーをしたり，心理教育をするなどで，トラウマに向き合う土壌づくりから始めるほうがベターかもしれない。

確認する方法として，アセスメントでトラウマ反応について認めることができるかが重要なポイントとなるが，NETの手続きの1つである「花と石のワーク」でどの程度，石（トラウマ体験）として虐待被害について表現できるかでも確認が可能と考える。

IV. 虐待のトラウマケアにおけるNETの適用

1．NETの特徴

それでは虐待を受けている子どもへのNETの特徴や適用について考えていきたい（**図5**）。最初の特徴として挙げられるのは，短期療法という点である。子どもによるが，10回以内で終わることもある。児童相談所も

第Ⅳ章　虐待を受けた子どもへのナラティブ・エクスポージャー・セラピー　*121*

○比較的短期での実施

○対象は小学生以上（小学３，４年生くらいからは実施可能）

○週１回もしくは隔週の実施，１回60 〜 90分（週２回，１ヵ月の実施も可能）

○複数回のトラウマ体験や，喪失体験を持つ子どもでも適用できる

図5　虐待を受けた子どもの NET の特徴

含めて，児童福祉分野はマンパワーが不足気味であるため，長期でじっくりとセラピーをするのではなく，NETにより短期でトラウマケアに取り組めることはかなりの利点であると考えられる。

　適用年齢としては，個人的な実践例からは小学校３，４年生くらいからは可能だと考える。トラウマ記憶を語ってもらう場合に，ある程度の言語化能力が必要とされるので，この年齢くらいにはなってしまう。小学生であっても，トラウマ記憶や気持ち（考え）について十分に話すことは可能であるし，逆に虐待被害から時間が経過していないことはNETを適用しやすい理由にもなるのではないだろうか。

　続いて，面接設定についてであるが，面接頻度は週に１回が基本である。一方，様々な理由で隔週（２週間に１回）での実施となる場合も，セッションの冒頭に前回のナラティブを振り返るために隔週でも子どもはセッションとセッション間の連続性を保持してくれる。一方で，解離が強いとこの点が厳しくなってくる。また，１週間の間に２回面接を実施し，トータル１〜２ヵ月の間に面接を終える方法も実施したことがあるが，その設定でも可能と考える。面接時間はその回に扱う内容によって異なるが，十分な曝露を必要とする回には90分を確保することが重要である。

２．どういう子どもがNETに向いているのか

　虐待を受けた子どもに対する心理療法・心理ケアの方法は他にもある。詳しくは効果の箇所で検討するが，①曝露療法であること，②人生史の整

理をすることの2つがNETの特徴として挙げられる。①の曝露に関しては，複数回，それも長期にわたるトラウマがある子どもはNETの持つ強みを活かせると思われる。また曝露療法であるため，トラウマ反応の改善がターゲットとなるが，トラウマ反応について心理教育を通じて一定理解ができていることが望ましい。②の人生史の整理については，トラウマ体験だけではなく，喪失体験を持つ場合もNETの適用となる。この点は他の曝露療法と差別化される点であろう。

　一方で，NETですべての課題が解決されるわけではないので，NET後にソーシャルスキルトレーニング（Social Skill Traning：SST）をしたり，トラウマ曝露に特化せずに自由に面接をするカウンセリングをすることも有効と考える。

3．NETの導入のタイミングと子どものモチベーション

　NETの導入に関しては，子どもが対象となるため自らトラウマケアもしくは，トラウマ反応の改善を求めてくることはほとんどない。主観的には困り感があるが，それを周囲に訴えることは子どもにはハードルが高い。そのために，周囲の気づきと促し，そして支えが不可欠となる。

　導入を促すにあたっては，フラッシュバックや悪夢といったトラウマ反応の訴えがあれば周囲の大人も必要性がわかりやすい。そして行動上の問題の背景にトラウマの課題があるかもしれないという認識を持つことも大切である。例えば，落ち着きがなかったり，気持ちのコントロールが苦手なような外在化した行動が認められたり，引きこもりがちだったり，不定愁訴などの身体化するような内在化した行動が認められるかもしれない。そのような場合，トラウマに焦点を当てたアセスメントをすると，トラウマ反応が明らかになることがある。そして，心理教育によって，トラウマについて共有する中で，トラウマケアに結びつけることが理想的であろう。

　タイミングについては，子どもが虐待者と離れた環境に少しずつ慣れてきたところであり（数ヵ月など），かつ子どもが主観的に困り感を感じて

第Ⅳ章　虐待を受けた子どもへのナラティブ・エクスポージャー・セラピー　　**123**

〇子どもは自発的に困り感を訴えない時が多い

〇心理教育でトラウマ反応に名前を与えてコントロール可能であることを伝える

〇トラウマ反応（フラッシュバックなど）がつらいことをセラピストと共有をする

〇アセスメント段階でも話すと楽になる，自分の助けになることを少しは実感することが大切

〇セラピストとの関係性はある程度とれているくらいでも良いかもしれない

〇曝露に向き合うためには，現在の環境，トラウマ体験の言語化，周囲の支えなどの向き合う準備が必要

〇セラピストは子どものトラウマに触れることを怖れないことが大切

図6　子どもが NET をするモチベーションとタイミング

いることが望ましい。フラッシュバックや悪夢といった侵入症状があるとモチベーションにつなげやすいし，効果も得られやすいと考えられる。過覚醒も同様に大事であろう。児童虐待自体が，そもそも家の中で秘密裏に進行していくことが多い現象である。そのため，虐待体験を他者と一緒に共有すること自体のハードルが高いものである。子どもは家のネガティブな出来事を，家の外の他者に話すということに慣れておらず，罪悪感や羞恥心もあり，子どもの内的にもブロックがかかることがある。そのため，後述する心理教育も1つのアプローチであるが，子どもがつらかった体験を，セラピストと共有してもよいのだという認識が導入としては不可欠となってくるであろう。その上でつらい経験，自分に起こっていること（トラウマ反応）に名前をつけ，コントロール可能であることを共有したい。それがモチベーションに変わっていくのであろう。そのためには，アセスメント段階でもしっかりセラピストと話をして，共有することで，他者に話すことがやっぱり自分の助けになるという感覚を体験してもらいたいものである。

　動機づけと大きく関連する要因の1つが，子どもとセラピストとの関係

性である。NETを始めるまでにどれくらい子どもと関係を作れていれば
よいかという問いに換言できるが，これについて筆者自身はNETを始め
る前から関係がとれていなくても，アセスメントや心理教育を通して，形
成されてくると考えている。そして花と石のワーク後に，それぞれの体験
の曝露に移っていくが，その作業が進むことで関係性やモチベーションも
深まっていくことが多い印象がある。つまり，子ども自身がトラウマ体験
を話すことで，すっきりする感覚，セラピストに理解してもらい抱えられ
る経験そのものがモチベーションになるのである。

　以上を要約すると，①子どもが安全安心な環境にいて，②激しい自傷他
害がない安定した生活を送っており，③ある程度の防衛機制が働きつつ
も，トラウマ体験やそれにまつわる情緒について話すことができることが
最低条件とタイミングになるであろう。加えて，子どもが主観的に困り感
を感じていること，周囲に自分を支える他者が居ることがモチベーション
の強化に役立つと思われる。

　タイミングについて考える際，日常生活に大きく支障が出ていない場合
は，あえてトラウマ処理をしなくてもよいのではないかという意見が出る
ことが往々にしてある。確かに，周りの大人にとっても，子どものトラウ
マに触れることは勇気がいることであろう。またトラウマケアが逆に子ど
もに悪影響を与えないかという不安が沸き起こってもおかしくない。一方
で，先に述べたように「鉄は熱いうちに打て」というように，トラウマケ
アは早いほうが変わりやすい（ただしトラウマ体験の直後には詳細に語
らせないほうがよいと言われている）。例えば，一時保護をして施設入所
をする子どもの場合でも，施設入所後，2，3年が経つと子どもはトラウ
マ体験にフタをしてしまい，トラウマケアが困難になる場合がある。そし
て，そのトラウマは地雷のように心の奥に存在し，何らかのきっかけで暴
発する可能性がある。入所後半年経過し，それでもトラウマ反応が認めら
れる場合は，早めに取り組むことが望ましいと考える。

　同様に，面接内でもセラピストや支援者が子どものトラウマに触れるこ
とを怖れると，子どもにもそれが意識的にも無意識的にも伝わってしま

第Ⅳ章 虐待を受けた子どもへのナラティブ・エクスポージャー・セラピー **125**

```
(1)心理教育
(2)花と石のワーク（人生ライン）
(3)花と石のワークの各エピソードの語り
(4)フォロー面接
```

図7 アセスメント後の NET の各段階

い，子どもが十分にトラウマ体験を振り返れないことにつながってしまう
可能性がある。子どもにトラウマがあり，それで苦しんでいるのに，トラ
ウマケアを提供しないことは，支援者側のネグレクトになり兼ねない状況
である。たとえ困難な作業だとしても，子どものトラウマを今ここでケア
することが，子どものためになるという，ある意味信念が必要な場合があ
ることを付記しておきたい。

　以上のタイミングとモチベーションは大きなポイントであり，**図6**に
まとめている。

Ⅴ．それぞれのプロセスでのポイント

　続いて，アセスメント後の各プロセスにおいて検討していく（**図7**）。
具体的な方法はシャウアーら[3]を参考にしてもらいたい。全体のセッショ
ン数はもちろん子どもによるが，導入と心理教育を2，3回行い，花と石
のワークで1回，その後の花と石の各エピソードの語り（曝露）に3〜5
回くらい使い，その後のフォロー面接を1回することが多い。つまりトー
タルでは7〜10セッションぐらいが多い印象がある。

1．心理教育

　心理教育については，まずは「トラウマ反応」について子どもと共有
することが多い。ここでは，子どもが体験した出来事（虐待）はトラウ
マ（心の傷）ができることであり，様々な反応が心にも体にも出ることを

伝える。そして代表的なトラウマ反応，例えば，侵入症状（悪夢・フラッシュバック），過覚醒，回避，解離，自責感等について説明を行う。子どもはこれらトラウマ反応に苦しんでいるものの，自分ではわけがわからない体験なので，まずは名前をつけてあげることが支援の一歩になると考えられる。それにより，トラウマ反応がコントロール可能であることを認識することが不可欠となる。この際，親から暴力や暴言を体験した場合，トラウマ反応として心や体にいろんな影響が出るのは普通のことで当たり前であること（正常化，normalization），他の子どもにもあること（一般化，generalization）も伝えたい。

　また，子どもの自責感を減らすことにもつながるが，「児童虐待」について説明することも大切であろう。ここでは，児童虐待には，身体的虐待，心理的虐待，ネグレクト，性的虐待という4つの種類があり，体罰は法律でも禁止されていることで，どのような理由があってもしてはいけないことを共有したい。身体的虐待や心理的虐待が家庭内で起こる時，親は子どもが「親の言うことをきかないから」，「約束を守れないから」といった言葉がけをして虐待行為をすることがある。そのため，子ども自身は自分が良くない子どもだから虐待行為を受けるいう認識（自責感・罪悪感）を持つことが往々にしてある。そのため，虐待行為をするのは親の過ちであり，変わらないといけない責任は親側にあることを話し合うことが望ましいと考えらえる。

　そして，「トラウマ反応の対処法」として，リラクセーション（呼吸法や筋弛緩法）の練習を一緒にすること，子ども自身が安心でき，ホッとできる時間が増えることで，少しずつ良くなっていくことが多いことを伝える方法がある。また，トラウマ反応が出てくるきっかけ（リマインダー，トリガー）について，振り返り，その対処について考えることが有益であろう。

２．花と石のワーク（人生ライン）

　「花と石のワーク」のステップは，子どもには取り組みやすい内容であ

る。人生を紐と見立て，そこに花と石を置いてもらう作業になる。花は人生での大きな幸せな出来事やよい時間を表すが，筆者の場合，子どもに対しては，「これまで嬉しかったこと，楽しかったことに花を置いて」と伝えることが多い。一方，石は恐ろしい出来事，人生における悲しみや困難な出来事を表し，子どもに対しては，「これまで怖かったこと，悲しかったこと，しんどかったことに石を置いて」と伝えることが多い。なお，ここで用いる道具として，紐は太めのものを用意し，石は大小それぞれの本物の石，花は100円ショップなどで売っている造花を用いている。加えて，それぞれの出来事について「何歳（何年生）の時に何があったのか」を簡単に聞き，付箋に書いて，花や石のそばに貼る手続きをとっている。

　虐待を受けた子どもの場合，被虐待経験を石として置くが，体験自体は複数回に渡るので，特に記憶に残っているエピソードについて，複数の石を置く子どももいれば，何個かの石をひとかたまりにして置き，それを親からの虐待被害として述べる子どももいる。その場合は，次の曝露の段階で，特に記憶に残っている被害についていくつかを取り上げ，詳細に語ってもらう作業を行う。もしここで虐待被害を石として置けない場合は，ワークの終盤に，虐待被害を石として置かなかった理由を尋ねる必要があるが，その子どもが被虐待体験に向き合う（曝露をする）準備がまだできていないことを示している可能性がある。石としては虐待被害だけではなく，学校での他児からの被害体験が含まれることもある。このように複数の被害体験を扱うことがNETの特質であろう。

　一方，虐待種別の中でも，ネグレクトの体験が石と置かれることはなく，表現されたとしても花も石も置かない空白になるくらいである。子どもが「ない」ことに気づくことは難しく，隣の芝生（他児の家）は青いくらいの認識しかできないからかもしれない。また，花を置いたとしてもそれが客観的にみて小さい出来事（例えば，公園に遊びにいった，コンビニでお菓子を買ってくれたなど）の時があり，石ではなく花のほうで親子交流の希薄さが垣間見えることがある。これらについて検討していると，この花と石のワークのパートは，曝露のワークの前段階となるが，アセスメ

ントの要素が強いワークと考えられる。

このパートで検討すべき点は，喪失体験についてである。虐待を受けた子どもは，何らかの喪失体験を伴っていることがある。離婚による親との離別はその一例であり，別居後に面会交流がある場合もあれば，ない場合もある。特に虐待者との別居・死別を経験した子どもは，その体験を人生にどのように位置づけるのであろうか。その体験は，花なのか石なのか，あるいは両方置いたり，小さい花や石を置く可能性がある。その他，親との死別，祖父母などの親族との別居，死別も含まれる。花と石のワークにおいて，こういった喪失体験を扱うアイテムとしてキャンドルを用いる場合も想定されており，事前に喪失体験があることがわかっている場合は，キャンドルを用意することも有用であろう。

花と石を置いてもらい，それぞれの出来事の内容について聞いたのち，全体の人生ラインを眺めての感想を尋ねることが望ましい。これは出来事という部分ではなく，人生全体を，しかも視覚的に認識することになる。例えば，石ばかりであることに気づいたり，親との経験がよい面も悪い面も両方あったことに気づくなど，人生の客観視と俯瞰の作業をすることであり，曝露段階に入る前の大切なワークになるであろう。また，実際に曝露のワークを始めると，芋づる式に様々な記憶が想起されて出てくることがある。これまでは抑圧していた記憶や感情が出てくることはある意味自然なことであり，記憶を取り戻し，空白を埋める作業も子どもの助けになると思われる。

3．花と石の各エピソードの語り（曝露）の段階

続いて検討することは，花と石について実際に話してもらう曝露の部分である。特に石となるトラウマ体験（虐待被害）について，詳細に語ってもらうことになる。その日の一日の流れを覚えている範囲で簡単に振り返ってもらい，その後，虐待被害場面について思い出し，言語化することになる。詳しく思い出してもらうためのセラピストからの質問は必要であるものの，子どもでも詳細に体験について思い出し，話すことが可能であ

る。虐待場面のほとんどは家の中で起こるので，補助的に家の見取り図を描いてもらうことでより曝露性を高める工夫をする方法もある。被害場面について，サラッと流れるように話をされると治療効果が下がってしまうので，1つ1つ立ち止まりながら，虐待者の動作，具体的な発言内容，顔の表情などについても聞いていくことになる。①スローモーションのように立ち止まりながら聞いていくこと，②セラピストがその場面の絵を描けるように聞くことの2つを念頭に置いて臨むことが肝要であろう。

　実際の語りのワークでは，記憶をたどる中で，その時の「気持ち」，「考え」，「感覚」，「身体反応」の4つを尋ねながら，進めていくことになる。それと同時に，語っている今現在の「気持ち」，「考え」，「感覚」，「身体反応」の4つを確認しながら語ってもらうことになる。例えば，「グーで殴られている，まさにその時はどんな気持ちだった？」，「今そのことを思い出していて，どんな気持ちになる？」といったようにである。なお，子どもの場合，気持ちと考えを区別して話すことが能力的に難しいこともあるので，明確な区別にこだわる必要はないように思える。トラウマ記憶について語ってもらいながら，時折，「過去・現在」×「気持ち・考え・感覚・身体反応」の計8つのうちいくつかを立ち止まって尋ねていく。石の語りについては，ホットメモリーであり，思い出して話している現在も身体感覚が伴うことが大切なポイントと考えられる。実際に子どもは「ゾクゾクする」，「虫がはっている感じ」といったように表現することがある。身体的虐待の被害の場合は，当然であるが肉体的な痛みを伴うために，過去と現在の身体反応を行き来しながら，反応水準を下げていくことが大切な作業になる。ほとんどないように思われるが，思い出すことの動揺が大きい場合や解離状態にある場合には，現在の身体反応に関連して，今，何が見え（視覚），何が聞こえ（聴覚），グーをしての手の感覚（触覚）といった五感を確認する方法が必要かもしれない。

　石の場面についてしっかり話してもらった後になるが，虐待行為中・後の同居家族の振る舞いも聞いておきたい内容になる。誰かが気遣ってくれたり，手当てをしようとしてくれたのかは重要であろう。

花のエピソードについては，上記のような曝露として聞く必要はなく，通常の語りで出来事を辿っていく。石のエピソードに比べると，時間をあまりかけずに聞いていくほうがベターと思われる（石の語りに十分に時間をとるため）。

セッションの内容（子どもの語り）は記録にまとめ，次のセッションの冒頭に読み上げる作業を行う。この作業は，２度目の曝露作業になり，より慣れ（馴化）が起きやすくなることの意味がある。また，自分が前回話した内容を確認することで，記憶や情緒が整理される作業になることの意味もあると思われる。その他，前回の内容に触れることがウォーミングアップになり，今後のトラウマ記憶の語りの後押しをすることになるであろう。

前にも触れたが，子どもであってもトラウマに触れること，つまり詳細に語ってもらうために，様々な質問をすることをセラピストがためらってしまうことがあるかもしれない。一方で，ここのワークが中途半端になると，NETの効果が薄まってしまうため，トラウマ記憶に触れることを怖れないセラピストの姿勢を子どもに見せることが不可欠となることを追記しておきたい。

4．最終回

最終回のセッションでは，これまで子どもが語った人生史を多少は要約した上で，すべてまとめ，それの読み合わせをする。セッション後，印刷したものは作成した表紙と一緒に子どもに渡すことになる。なお，保管の方法（置き場所等）はその時に一緒に住んでいる大人とすり合わせが必要である。

自分の人生史を振り返った後，通して聞いた人生史の感想や，NETの作業自体についてどうだったか尋ね，振り返りと共有の時間を持ちたいものである。また，花と石のワークをもう一度実施すると良いだろう。

効果測定として，TSCC-Aを再度実施するなどし，変化について子どもにフィードバックすることが望ましいと考えられる。

VI. 虐待を受けた子どもへNETをするいくつかの効果

　各プロセスについて詳述したが，次にそのプロセスを経ることが子ども
にどのような効果，意味をもたらすかについて考えていきたい。今回，**図
8**にあるように，「曝露と慣れ（恐怖体験への支援付き接近）」，「人生史
の整理」，「他者に受け止めてもらう体験（コンテインメント）」の3つに
ついて検討を行う。

1. 曝露と慣れ（馴化）の効果

　石（ホットメモリー）の語りはもちろん簡単ではないが，NETはトラ
ウマ記憶やそれにまつわる情緒に向き合う（曝露する）ほどに効果的とな
る。そして，慣れ（馴化）の作用のポイントは，トラウマを忘れる，思い
出さないようになることではなく，「思い出しても大丈夫になる」ことが
大切となる。

　例としてフラッシュバックを取り上げて考えたい。フラッシュバック
は，急に過去の体験が今現在起こっているように再体験され，気持ちや考
え，身体感覚に悪影響を及ぼすことである。何かのきっかけにより（ま
たはボーッとしている時に），突然過去が現在に蘇ることで再体験され，
怖い気持ちになり，体が硬直する反応が起こる場合がある。しかしNET
の曝露のプロセスにより，慣れが生じると，思い出す回数が減ってきた
り，思い出しても揺さぶられなくなる。言い換えれば，「あれは過去のこ
とだ」と思えたり，「そんなこともあったな」と考えられるようになるこ
とが望ましいことになる。反応が小さくなることで，思い出しても大丈夫
と子ども自身が思えるようになり，その変化は子どもの大きな助けとなろ
う。

　筆者自身の経験としては，トラウマ反応を測定する質問紙のTSCC-A
のうち，「外傷後ストレス尺度（フラッシュバック，悪夢）」得点が特に下
がりやすい印象がある。侵入症状がある子どものほうが主観的な負担感も
強いのでNETの適用に向いていることを先に説明したが，効果が表れや

すいのもこの領域であると思われる。子ども自身，解離や過覚醒よりも，フラッシュバックや悪夢のほうが効果を感じやすいと考えられる。またトラウマ反応が小さくなると，子どもはトラウマ反応が制御不能ではなく，コントロールできることを知り，トラウマ反応が変わることを実感する意味は大きいであろう。

　これまで触れたとおり，子どもは大人と比べトラウマ記憶が時間的に現在に近いため，よりホットで直面化しやすい傾向があるかもしれない。とは言え，実際，石（トラウマ記憶）の語りの中では，子どもによっては身体感覚を伴うホットメモリーの曝露とまではいかない場合もある。もちろんドキドキするなど大なり小なり情動や身体感覚は揺さぶられるのであるが，語り口として淡々と話す場合もある。あとで感想を聞くと，喉につっかえてものを吐き出す感覚，体が軽くなる感覚だったと表現をする子どもがいる。つまり，純粋な意味で，曝露と馴化という作用ではないが，今まで言えなかったことを語る意味は大きいのであろう。語る中で，いろんなことが子ども自身に見えてくることがあり，例えば，トラウマの存在はかなり大きいと思っていたが，話してみたら，実は小さかったと捉えられる子どももいる。

　虐待の中でもネグレクトの場合は，ホットというよりコールドに近いので，子どもはしみじみと抑うつ的な語りになる。換言すると，身体感覚より，気持ちや考えが焦点となるが，しっかりとネガティブな記憶に触れることの意味は大きいと考えられる。

2．人生史の整理の効果

　NETの2つめの効果である人生史の整理の側面について触れることにする。ここでは「記憶の再構成」，「親イメージの変化」，「自責感と怒り」の3点について取り上げる。

　1つめの「記憶の再構成」に関して，NETは抑圧・回避していた記憶を取り戻すという機能があると考えられる。まず花と石のワークで，自分の人生について嬉しかったことや，つらかったことを想起してもらう。ま

第Ⅳ章　虐待を受けた子どもへのナラティブ・エクスポージャー・セラピー　*133*

---

(1)曝露と慣れ（恐怖体験への支援付き接近）
(2)人生史の整理
(3)他者に受け止めてもらう体験（コンテインメント）

図8　NET の効果

た，花や石の語りの中で，新たな記憶が芋づる式に想起されることもよくある事象である。そしてNETのプロセスの最終段階で，これまで自分が語った人生史をまとめて振り返る機会がある。この3つのプロセスを経て，自分の記憶をつなぎ合わせるワークとなり得るのである。個人的には，バラバラになったパズルやプラモデルを作るような印象を持っているが，記憶を再構成し，自分の人生史の全体像をつかむことの意味は大きい。そして，俯瞰して眺めて何を思うかという点は着目すべきであろう。虐待を受けた子どもの場合，やはりつらかった石のほうが多く語られることが多い。その点について触れる子どももいれば，しんどいことばかりかと思ったが花（嬉しかったこと）もあることの気づきに触れる子どももいる。「真実は心の栄養」という言い方ができ，たとえ石が多かったとしても，自分の人生を自分のものにするプロセスであり，それはNET後の生活の中でも少しずつその子どもなりに進んでいく作業なのかもしれない。子どもによっては，NET後に，自分の過去の出来事に興味が出てきて，虐待者ではない保護者に自分の過去のことをいろいろと尋ねるようになる子どももいる。以上のように，子どもにとって絡み合った記憶を解きほぐし，よい体験・悪い体験を仕分け，再構成する助けになりうるであろう。

　2つめの「親イメージの変化」については，そもそもトラウマの原因となる虐待者は，子どもにとってはアタッチメント（愛着）対象であることも多く，葛藤状態になることがある。子どもは本能的に親を必要とするし，実親ではなく父母のパートナーが虐待者の場合でも，そのパートナーは身近な存在でもあるので葛藤することが当たり前である。分離不安，見捨てられ不安もあるので，虐待親のことを悪く思うことが困難な場合もあ

る。このような場合，親を理想化してしまい，虐待を受けていたのに，親のネガティブな側面に目を向けられないということがある。しかしNETでは，花と石のワークの段階で，花が小さい（少ない）ことに気づいたり，石の語り（曝露）の中で虐待被害がつらかったことを再認識する機会となる。例えば，子ども時代に虐待を受けていた大人が，自分の子どもに虐待行為を行う場合があるが，その際，過去の自身の虐待被害に対して感謝をすることがある（「虐待のおかげで真っ当に生きてこれた」などと述べる）。それを考えると，虐待被害を理想化しないように，つらかった体験としてとらえることが大切なのであろう。なお，親のイメージに関しては，all good，all badの極端にならないことが必要な視点であると思われる。つまり，「親にはよい面も悪い面も両方あった」と捉えることが望ましいと考える（もちろん親から一定のよい関わりがあった場合であるが）。親への過度な理想化，強烈な怒りなど，子どもの親イメージは様々なパターンがあるが，偏った強すぎる感情ではなく，俯瞰し，整理することで多少のバランスがとれたらよいのかもしれない。

　3つめは「自責感と怒り」である。虐待を受けている時は，親視点では子どもが何らかの失敗や悪いことをして暴力や暴言を行うことが多いため，子ども（自分）が悪いと刷り込まれていることがある。もちろんその怒られた理由が理不尽であったりとか，方法がひどかったりとかの振り返りができた場合は，自責感の改善が見込まれることになるが，子どもにはハードルが高い内容となる。NETでは，虐待被害（石の語り）について，「そのことを振り返ってみて，今どのように思うか？」と尋ねることがある。NETでは，積極的に非機能的認知について取り上げたりはしないが，セラピストに話を聞いてもらい，否定されずに是認される中で，一定の修正は得られる印象がある。被害感を取り戻すことで異常な状況であったことに気づいたり，暴力や暴言の回数の多さを思い出し，現在の安全で安心できる生活との違いから気づきが得られる場合もあろう。また，自責感への対抗手段として，虐待者への正当な怒りについて語られることが多い。自責感と怒りはシーソーのような関係であり，攻撃が自分に向けば自責感

となるし，他者に向けられたら怒りとなるのであろう。「自分がちゃんとしなかったから」と言って自分を責めるのではなく，虐待者の不適切さに正しく怒ることへの変化を促す役割がNETにはあると考えられる。なお，NET実施時には虐待者とは同居していない状況のことが多いので，相手に向けられない行き場のない怒りを近くにいる家族（例えば母親）や施設職員（特に担当職員）に向けることが臨床上起こり得る。そのため，現在の環境でその怒りを抱える作業も必要になってくると思われる。いずれにせよ，NETのプロセスの中で，親のイメージの捉え方，被虐待体験の認知に着目することが大切と考えられる。

3．他者に受け止めてもらう体験（コンテインメント）

近年，曝露（exposure）は「恐怖体験への支援付き接近（supported approach of feared experiences）」や「スキルに支えられた曝露（skills-assisted exposure）」へ言い換える流れがある[4]。これは曝露という言葉のイメージがネガティブだからという点が背景にある。そして，支援付きの接近の「支援付き」という点は強調されるべき点であると思われる。子どもがトラウマ記憶や情動に1人で触れることはできないため，NETにおいてセラピストが質問をしながら記憶やその反応を明確化していき，そしてセラピストに語りかける形で言語化することが支援付き接近の内容になると思われる。セラピストは褒めたり励ましたりする言葉を子どもに積極的に話しかけるわけではなく，ニュアンスとしては，是認することになる。

NETの場合は一緒に過去のトラウマ記憶を思い出して目を向けるという関係性ではあるが，子どもの体験として，いろいろなものが見えてくる，すっきりする感覚，受け止められる経験が動機づけになりうる。換言すると，つらい話をセラピストに聞いてもらい受け止めてもらうことでセラピストとの関係が深まり，それがさらなる動機づけとなる印象がある。そういった意味で，精神分析家のビオンが述べているコンテインメントの提供になると考えられる[5]。ビオンは，コンテイナー・コンテインド・モ

デルにおいて，子どもから投げ込まれたものを受け止め，解毒する作用について述べている。トラウマに目を向け整理をするには，一緒に考えてくれる他者が必要であり，一緒にトラウマ体験にまつわる気持ちについて考えてくれたという点がNETの効果としても見逃せないと思われる。NETをはじめとする認知行動療法では，子どもとセラピストの関係性について触れられることが少ないが，コンテインメントの作用への着目はセラピーを維持し，効果を上げるためにも有益であろう。

　なお，それを実現するためにセラピスト側は，①子どものつらい気持ちや混乱した気持ちを受け止めるこころの余裕を作ること[6]，②トラウマに触れることを怖れないこと（＝しっかりと曝露・馴化できるように支援をすること），③子どもがトラウマに向き合う力があることを信じること（＝子どものことを心配しすぎないこと），④石の語りの前後での子どもの心境の代弁（＝ネガティブな気持ちを言語化して伝えること）が必要な姿勢・態度であるように思われる。

Ⅶ. 喪失とネグレクトの取り扱いについて

　児童虐待領域にいると，「トラウマ体験」と「喪失体験」の両者を経験している子どもと出会う。同様にネグレクト状態にあった子どももおり，これらはあったものがなくなる，あるはずのものがないといった体験となる。

　ネグレクトについては，子どもが衣食住など生活基盤のケアが十分でないことに気づいている場合と気づかない場合がある。しかし「ない」ことに気づくことが難しく，他の子どもの家庭と比較する（隣の芝生は青く見える）ことで気づくのかもしれない。子どもが児童福祉施設に入所している場合は，今は様々なことが満たされているために，いざ過去の体験について振り返ると，自分の体験がネグレクトだったと気づくこともこれに含まれるであろう。NETの作業では，ネグレクトの体験で石を置く場合，花がない空白で表現される場合がある。

第Ⅳ章　虐待を受けた子どもへのナラティブ・エクスポージャー・セラピー　　*137*

(1)気づいているネグレクト
(2)気づいていないネグレクト
(3)トラウマティックな喪失
(4)葛藤の大きい喪失
(5)抑うつ的な喪失

図9　喪失やネグレクトの分類

　一方で喪失体験は，離婚や死別といった，自分にとって身近な他者との関わりがなくなるという経験であるが，①その人が自分にとってどのくらい重要な他者か，②自分にとってよい体験と悪い体験のどちらを多くもたらしていたか，③喪失は予期できていたかどうか，の３点がポイントとなるように考える。

　その上で，**図9**のようにいくつかに類型化すると整理しやすいであろう。（3）は「トラウマティックな喪失」であり，例えば，身近な人の自死を目撃することが挙げられる。喪失体験ではあるが，自死の目撃による衝撃は想像を絶するものであり，同時に自責感もとても大きくなってしまう。（4）は「葛藤の大きい喪失」であり，アタッチメント（愛着）関係にあった親の突然の離婚や別居，虐待者の離婚や死別が一例である。離婚の場合は，思いがけない唐突な場合もあり，葛藤など気持ちの整理が必要である。また離婚の理由が知らされていない，知らされていても子ども自身の納得がいかない内容であれば当然葛藤は大きくなる。続いて（5）は「抑うつ的な喪失」であり，例として，身近な人が病気で衰弱して亡くなることが該当する。この場合は，少しずつ気持ちの準備ができるので，（3）や（4）よりは情緒的な衝撃は少ないが，親密であれば大きい出来事であるため注意が必要であろう。

　NETにおける喪失のモーニングワークについては，石を子どもが置き，喪失体験を語ることで表現される。また，花と石のワーク（人生ライン）のステップで花と石だけではなく，キャンドルを用意するNETの方法も

ある。ここでは，キャンドルは喪失体験があれば置くように子どもに伝えるが，子どもには喪失体験について語りやすい方法となるために有効であろう。いずれにしても，トラウマのように曝露によって喪失感の改善を目的にするというよりも，NETという方法により，語る場を用意するということに意味があるように思われる。どの程度，語るかは子どものペースに合わせる必要があるが，NETの語りの中で，喪失体験の気持ちの整理を促す意味合いがあると考えられる。

Ⅷ. おわりに

　児童虐待は複雑性のトラウマを生む可能性があり，また虐待を受けた子どもは喪失体験を伴うことが多い。そのため，複数のトラウマ体験や喪失体験のエピソードを扱うNETは非常に強力な心理ケアの方法となり得る。

　一方，NETだけで虐待被害のケアが達成される訳ではなく，生活での重要な他者とのアタッチメント（愛着）関係，自分の心や体を大切にする体験の積み重ね，自分の気持ちへの気づきと言語化，自尊心の向上など多岐にわたる支援が必要である。NET後に通常の心理セラピー（カウンセリング）の実施，人生史について知り，振り返るライフストーリーワークの実施，気持ちのコントロールや対人スキルの獲得を促すSST（スキル獲得）の実施[7]などもあり得るであろう。

　虐待を受けた子どもにとってのトラウマは日常生活のあらゆる場面に影響を与える中心的な課題であり，上記の支援の達成のためにもNETはその重要な一助となると考えらえる。

文　献

1 ）服部隆志：心理的虐待のアセスメントについての検討．精神療法，44（2）： 243-254，2018.
2 ）服部隆志：虐待を受けた子どもの包括的アセスメント概説―心理的アセスメントを中心に―．鵜飼奈津子・服部隆志編：虐待を受けた子どものアセスメントとケア―心理・福祉領域からの支援と協働．誠信書房，東京，2021.

3）シャウアー, M.・ノイナー, F.・エルバート, T.（森茂起ほか訳）：ナラティブ・エクスポージャー・セラピー 第2版：人生史を語るトラウマ治療. 金剛出版, 東京, 2023.

4）大江美佐里：Complex PTSDに対する治療の現在地. トラウマティック・ストレス, 21(2)：15-28, 2023.

5）ビオン, W.R.（福本修訳）：経験から学ぶこと：精神分析の方法 I ―セブン・サーヴァンツ. 法政大学出版局, 東京, 1999.

6）服部隆志：被虐待児とのコミュニケーションにおけるセラピストの内部の心的空間. 精神分析研究, 60（2）：202-209, 2016.

7）服部隆志, 良原果林, 福井智子, 日下部陽香：児童養護施設における被虐待児へのSST（ソーシャルスキルトレーニング）の実践. 子どもの虐待とネグレクト, 21（1）：98-105, 1999.

コラム	八木淳子	（岩手医科大学医学部神経精神科学講座／岩手医科大学附属病院児童精神科）

Cure と Care
―クラフトマンシップの息づくところ―

　「ママ，あのね，きょうね，……」

　台所に立ち，まな板の手元に視線を落とす母親の傍らで，その横顔を見上げエプロンの裾をつかみながら，幼子が言葉を繰り出す。保育園での出来事，帰り道に見たもの，友達とのやりとり，今日という一日を，知っているだけの言葉を駆使して精一杯伝えようとする。母親はうなずき，微笑み，時に驚いて見せ，「うんうん，それから？」と子どもに次の語りを促す。「それでね，そのときにね……だったの」「あら，そんなことがあったのね」。こんな何気ない，ありふれたやりとりが，子どもの（人の）こころや精神の発達を支えるうえでどれほど大きな意味を持つかについて，日常的に意識されることはあまりないかもしれない。

　母の知らない（であろう）自分の一日を報告し，母と離れていた時間に自分が何をして何を思っていたのかを知っておいてもらうこと，その一部始終を承認してもらうこと，その欲求を受け止めてもらうこと，これらはすなわち，相手が見ていない自らの時間と体験を共有してもらうことであり，自己そのものを承認されることに他ならない。子どもはこのような最も慕う人との「時間と体験の共有」の過程を繰り返し経ることで，自己の存在と価値を確認し，自分を規定してくれるものに対する信頼を深めていく。さらには，自分の存在（成長）を楽しみにしてくれる人の存在が励ましとなり，明日も明後日も予測可能な毎日が続くと思えることやソーシャルリファレンスの対象が存在することからゆるぎない信頼と安心を得

て，それらを基地あるいは港として人生を渡っていくのである。そう考えると，こんなようなささやかなやりとりを日常として積み重ねて大人になった子どもは幸せである。

　一方，幼いころから虐待などの逆境的環境のもとで育った子どもには，そもそも「ありふれた日常がもたらす安心」は付与されていない。ましてや，自分を護ってくれる大人との対話によって自己が承認される体験を積み重ねることなど叶わないことである。極度の不安や恐怖に苛まれ，圧倒されるような感情体験によって記憶の断片化が起こり，自身が歩んできた過去の時間は連続性をもたないものとして連なり，不認証の病理と無力感・疎外感に押しつぶされそうになりながら生き延びるほかない。また，人生のある時点で突然「トラウマを負う」という体験をした場合も，それまで積み上げてきたすべてが崩壊したように感じ，日常の連続性が断たれ，自己存在や世界への信頼が揺らぎ，否定的自己観や非適応的な認知・思考の無限ループに陥ってしまいかねない。

　トラウマは「とらわれの病」と言われる。予測不可能なフラッシュバックによって過去が過去になってくれないまま，制御不能な感覚に絶えず襲われながら，現実感を失い，時が止まったように感じられる日々は，時間感覚の喪失と社会からの疎隔によって生じる歪んだ時空の中に，ひとりぼっちで生きているような感覚をもたらす。

　このようなトラウマの深刻な影響を受け苦悩する人へのケア，その治療法の選択に目を向ければ，今や"効果が実証された"名前のついた専門療法が数多存在し，まさに百花繚乱のさまを呈している。我が国においても，トラウマに焦点化し，何らかの形で曝露と馴化，情動や認知の処理・再構成を治療原理に含む治療法が少しず

つ普及してきており，NETやSTAIR，TF-CBTなどは，トラウマ
を語ること（ナラティブ）を通して"歪んだ時空"を手放していく
ことを試みる点で共通している。これらの構造化された治療におい
ては，その治療（法）が障害を治す（Cure）のであろうか，それと
も，（治療）関係性が人を癒す（Care）のであろうか。

　それぞれの治療法の理論的基盤や治療要素に細かい差異はあるに
せよ，構造化されたサイコセラピーの枠組みの中でトラウマを含む
自分史を語るという作業に共通するのは，その堅固な治療構造自体
が安全をもたらし治療的であることに加え，クライアントとセラピ
ストの信頼関係を基盤とした情緒的なやりとり，安心感が約束され
た場の保証が大前提として必要であるということである。特異的治
療理論や技法として明示されることのない，人と人とのやわらかな
こころのふれあい，素朴なこころの響き合いの中で生まれる対話が
存在することが，各々の治療技法が効果を発揮するための至適条件
としてあるのだと思う。曝露と情動・認知処理を両輪とした理論的
側面だけでなく，心理的安全感やアタッチメントの醸成，メンタラ
イゼーションを意識した情動面のはたらきかけが治療を下支えする
のである。信頼関係と情緒的つながりを基盤に，毎週／決まった時
刻／一定の時間／定型化した構造の中の対話において言葉が紡ぎ出
され，それらが認証されていく過程が，クロノス的な時間の刻みを
感覚的に取り戻し，リアリティを引き寄せ，止まった時が動き出す
ことを構造的に支えているのではないか。そこで起こる曝露，つら
い体験と向き合う作業を繰り返すことで起こる馴化は，トラウマと
いう，過去が過去になってくれない，クロノス時間から切り離され
たような主観的体験（カイロス時間の再体験）を，物理量としての
時間の流れの中にしっかりと収まる記憶として位置づけていくこと

を可能にする。"あなたはひとりぼっちじゃない"という，メタメッセージが伝わる治療空間においては，トラウマについて「語ること」（行為）のみが大事なのではなくて，「語れること」（関係性）が重要な意味をもつのである。トラウマの語りを支えるセラピストは，時を刻む人（クラフトマン）として，「あなたを気にかけている（Care），もっと知りたい」というメッセージを送り続けること，そしてクライアントがトラウマによって失われた基本的信頼を取り戻していくための時間と空間を心理的に安心で物理的に安全なものにするために，虚心坦懐に力を尽くすことが求められている。セラピストのクラフトマンシップは，技術的卓越や万能さより，他者（クライアント）を信頼する力やつながろうとする意思として発揮されることが大事なのではないか。幼子が語る柔らかで傷つきやすいこころをありのままに何気なく受け取る母親のように，専門知識をもつ自己を意識しながら，人としての素朴さを保持する努力を惜しまないことが大切なのだと思う。

第 V 章

ナラティブ・エクスポージャー・セラピーの児童福祉施設における実践

中村有生
兵庫県立清水が丘学園

I. 被虐待児のケア

1. 被虐待児への児童福祉施設でのケア

本章では，児童福祉施設でのナラティブ・エクスポージャー・セラピー（以下，NET）の実践について述べる。NETの適切な実践の説明の前に，そのフィールドである児童福祉施設について簡単に説明しておく。児童福祉施設は，児童福祉法をはじめとする法令に基づいて設置される施設で，児童相談所から措置される社会的養護に関する施設としては乳児院，児童養護施設，児童心理治療施設，児童自立支援施設，自立援助ホームなどがあり，0歳から18歳まで年齢や目的によって施設の種別がある。

基本的には不安定な生活環境で育った子どもに対して，安定した生活環境を提供し，大人からの適切な関わりにより，健全な発育・発達を支えることが役割である。乳児院，児童養護施設では入所している子どものうち，虐待を受けた子どもは7割弱，児童心理治療施設や児童自立支援施設では8割以上となっており，生活の安定，発育・発達への支援だけでなく愛着やトラウマのケアも重要な役割である。筆者の勤める児童心理治療施設は，虐待の影響により情緒的な課題を抱え，社会適応に困難を示す子どもに治療的な支援を専門的に行う施設である。

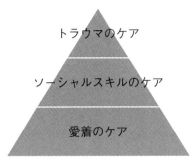

図1 総合的な支援のイメージ

2．虐待を受けた子どもの総合的なケア

児童心理治療施設では，虐待を受けた子どもの総合的なケアとして愛着のケア，ソーシャルスキルのケア，トラウマのケアを重視している（図1）。愛着形成が不十分なために情動調整のスキル，自己や他者への肯定的認知が育っておらず，結果，ソーシャルスキルも未熟になりがちで，年齢に応じた対人関係や集団生活が適切に行えないことがある。その結果，トラウマ体験のある子どもは様々な日常的なストレスがトリガーとなり，トラウマ症状が現れるという悪循環になる。さらに愛着形成に課題があるため，日常的なストレスやトラウマ反応に対して，大人に頼って情動を落ち着けたり，トラブルを解決したりすることが困難である。

つまり，NETを効果的に行うためにも，虐待によるトラウマを抱えた子どもに対しては，愛着のケアを丁寧に行い，大人への信頼を育みながら，家庭において適切に身に付けられなかったソーシャルスキルへの支援を行い，トラウマ症状に対しては日常的な生活の中でトラウマインフォームドケア（TIC）を行いながら，必要に応じてトラウマ記憶に焦点を当てたNETのような治療技法を導入することが望ましい。

このような観点で総合的な支援を行い子どもがトラウマに向き合えるような土台作りを行う必要がある。子どもがトラウマに向き合うために必要なことは以下の3点である。①大人との安全で安心できる関係，②言葉で表現する力，③ストレス対処と情動安定のスキルである。詳細は以下で述

べる。

　なお，本章では，「トラウマ治療」と記載する際は，このような総合的なトラウマのケアとして用い，NETなどのような特定の技法は「トラウマ治療技法」と表記する。

3．トラウマ体験に向き合うための土台

　ここでは虐待を受けた子どもに対して，NETなどのようなトラウマ治療技法を導入する前段階のケアの3つの大切なポイントについて説明する。1つめは大人との安全で安心できる関係，2つめは子どもの言葉で表現する力，3つめはストレス対処や情動安定のスキルである。この3つのポイントはトラウマ治療技法を導入する判断のためのアセスメントとして重要なポイントである。

　1）大人との安全で安心できる関係

　虐待環境で育った子どもは生育歴の中で過酷な体験が多い。しかし，子どもにとって親は限られた環境の中での愛着の対象でもあり，そのため，親に対していびつな愛着形成をしていたり，偏った理想化をしているなどの場合がある。このような経験を積んだ子どもには，施設での安全で安心できる大人との関係において，ありのままの姿で受け入れられる体験が必要である。中井[2] は，トラウマの回復にあたって「人との新しい出会いをはじめとする好ましい体験」の重要性を説いており，ハーマン[1] も回復の基礎は「他者との新しい結びつきを創る」ことと述べており，我々施設の職員はその役割を担わなければならない。

　実際にNETではトラウマ体験だけでなく，生育歴における楽しかった体験，よかった体験も聞き取りを行い，「人生ライン（花と石のワーク）」で好ましい体験を明確化していく作業もある。過去の体験の中における肯定的な関係を見出していくことにより，本人をエンパワメントしていくことが目的である。

　2）言葉で表現する力

　子どもの言葉で表現する力についてであるが，虐待を受けた子どもは自

分の置かれている状況，自分の気持ちや考えについて言葉で表現する力が未熟な場合が多い。本来，子どもは育ちの中で不安なことがあっても大人に安心させてもらい，大人との間の言葉の共有によって身体感覚や感情を言葉で表す力を身につけていく。この力が家庭で十分に身につけられなかった子どもに対して，施設での生活ケアを通じて支援していかなければならないし，NETの導入を検討するにあたっても，子どもがどこまで自分の体験や過去の出来事を言語化できるかは重要なポイントである。NETは，第Ⅰ章等で解説されている通り，トラウマ体験について，出来事，経過，自分の認知や思考，感情，身体感覚について言語化していく作業だからである。ただし，トラウマの回復の経過における表現は言葉だけでなく，絵画や遊びなどを通じて表現されることも支援者は知っておかなければならない。

　3）ストレス対処と情動安定のスキル

　ストレス対処や情動の安定のスキルの獲得はトラウマ治療の大原則である。『心的外傷と回復』[1] でハーマンが記しているとおり，「安全の確立」，「ストレスマネージメントや安定化」，「その後の外傷体験の想起，そして統合」という回復の段階がある。もちろん直線的に進むものではないが，筆者の経験としても安全の確立，ストレスマネージメントや安定化を適切に行わなければ，トラウマ体験の想起や語りを安全に行うことはかなり困難である。

　以上のような3つのポイントを踏まえて子どものケアを行い，子どもの状態をアセスメントし，NETの導入を行うか，NETを行うことが子どもの安定やトラウマからの回復にどのような意味や効果があるのかを検討する必要がある。

　4．トラウマを抱えた子どものトリガー

　ここで少しトラウマを抱えた子どものトリガーについて整理しておきたい。トラウマに関するトリガーは「トラウマ体験の想起やトラウマ症状を誘発させるような生活での出来事，状況，刺激」のことであるが，実生活

においていくつかのパターンがある。1つめは通常の生活でどの子どもも体験する出来事（例：学習のつまずき，友達との葛藤，学校の先生からの指導など）がトリガーとしてトラウマ症状を誘発する場合である。2つめは子ども自身のソーシャルスキルが未熟なため引き起こしてしまう対人関係のトラブルがストレスとなる場合である。ソーシャルスキルが未熟なため，遊びについていけず友達ができにくかったり，トラブルをうまく解決できなかったりして，ストレス過多になり，そのことがトリガーとなる場合である。3つめは，周囲の環境が不安定なために起こる場合で，学校や施設内でのいじめなどがある場合である。施設では他にも不安定な子どもがいることもあり，愛着やトラウマの課題を抱えた子ども同士が互いに不適切な関わりをすることもある。

　対応として，1つめの問題に対しては，施設の職員や学校の教員がTICの視点を持って子どもを理解し，関わっていることが必要である。日常的な出来事が子どものトラウマ症状を誘発する可能性があることを知って対応しなければならない。2つめの場合に対しては，TICの観点に加え，本人に必要なソーシャルスキルの支援も必要である。周囲が子どものトラウマに配慮しても本人が引き起こすトラブルがなくならないと本人にとってストレス過多な状況が続くからである。3つめの場合は，まず周囲への働きかけを行い，子どもに対する不適切な環境，関わりをなくさなければならない。常に危険に晒されている状態ではトラウマを抱えている子どもが不安定になるのは当然であり，トラウマのケアの以前の問題である。

Ⅱ．ケースワーク，生育歴に関する取り組み

　施設に入所している虐待を受けた子どもの回復のために必要で重大な課題が家族との関係やケースワークである。これはNETの導入にあたっても非常に重要である。

1．社会的な支援

1）社会的支援の重要性

ハーマン[1]は，トラウマ体験を持つ人の回復のために社会的な支援の重要性を強く訴えており，以下のように述べている。

　「外傷を受けた人と社会との間の裂け目を修復する作業は，第一に外傷的事件を公衆が正しく認知し評価することであり，第二に社会がどういう行動をとるかにかかっている。ある人が傷害をこうむったことが公的に認知されれば，社会はただちに誰に責任があるかを確定し，受けた傷を修復するための行動をとらなければならない。正しい認識と修復という事との二つの応答は被害者の秩序感覚と正義感覚とを再建するのに欠かせない」。

何らかの被害を受けた人を社会が正しく認識し，適切に守り保護し，回復を支えなければならず，トラウマからの回復には欠かせないと述べている。本来であれば，被害の事実の明確化・正当な評価，発生の原因についての説明，再発しないための手立ての説明と対応，被害者の心理的・物理的損失への謝罪や償いがなされることが社会的な支援として必要である。

2）児童虐待における社会的支援

この考え方を児童虐待に当てはめてみると，まず虐待の事実を明確にすることが難しい場合がしばしばある。また，虐待行為について親が認めずにうやむやになったり，時に子どもの責任にされたりすることもある。親が適切な行動をとれるように児童相談所はできる限り働きかけるが，親の状態として十分に達成されることが難しい場合も少なからずある。

子どもが施設措置を希望したり同意したりするが，十分に理解や納得しにくい状況の場合もある。子どもに対して，「あなたの受けていた行為，置かれていた状況は，本来子どもにとって適切な状況ではなく，なぜそれは起きていて，今後起きないためには親にはこのようにしてもらう必要があり，周囲はこのように手助けする。あなたの状態について我々（支援者）はこのように理解しているがあなたの考えや気持ちはどうだろうか。

あなたの考えや気持ち，意向に沿って取りうる今後の最善の選択肢を一緒に考えていきたい」ということをしっかりと話し合い，子どもの人生の伴走者として児童相談所と施設が共同して子どもの支援にあたっていくことの表明を子どもにしなければならない。

　安全の確保という面でも，施設に入所中でも親の影響を受ける場合もある。親との連絡や外泊など施設入所中の交流や家庭復帰などについて，子どもの意向を中心とした動きではなく，親の都合で恣意的に行われる場合もあり，児童相談所の指導に適切に応じない場合もある。これに対しては，児童相談所と施設が協力しながら親との関係を構築し，一緒に相談しながら子どもにとっての最善の状況を目指せるよう親を支援していくことが必要である。

　3）保護されるべき対象からの加害行為

　もう一つ複雑な問題がある。児童虐待におけるトラウマの問題の重大な点は，本来保護されるべき対象からの加害行為ということである。加害者が愛着対象でもあるということは複雑な問題である。子どもにとって加害者は暴力や暴言をされる相手ではあるが，自分の生活についての大きな影響力を持っており，見捨てられるということについては大きな不安や恐怖を感じることである。また，虐待を受けているとはいえ肯定的な関係や時間がないわけではない。これらにより施設に入所し，暴力等から守られるようになった後も，トラウマ体験などのつらく苦しかった体験を意識化することで，不安や見捨てられ不安，時には罪悪感などが喚起される場合がある。そのためNETの過程におけるホットスポットの語りにも影響があることがある。

２．生育歴の取り扱い

　児童福祉分野における生育歴の聞き取りや取り扱いは複数の意味を持つ。1つはケースワーク上のアセスメント，方針決定をするための情報収集と本人の意向の確認のためである。2つめは，本人が主体的に自分の人生に向き合い，決定する過程に参加していくための意思決定の土台とする

ための生育歴の整理が目的の場合である。これは最近ではライフストーリーワークという技法で実践されていることが多い。3つめは治療的な意味合いであり，トラウマ体験を整理することでの症状の緩和を目指す。NETは基本的には3つめの治療的な意味合いが主であるが，2つめの要素も兼ねている。それぞれの目的に沿って方法も変わってくるが，明確に分けられるものでもなく，それぞれの方法が別の要素も備えていることは当然あることである。

3．生活場面での語り

　子どもが虐待体験を生活の中で何気なく語ることは多く，生活で起こる出来事が思い出すきっかけとなり，過去の体験を語ることがある。その時は，不安や恐怖を伴って話すことがあったり，淡々と事実だけを話すこともあったり，自分のつらかった体験を聞いてほしいという気持ちで話すことなど様々である。また，生活の何らかのトラブル場面で，子どもの情緒が不安定になり，その興奮に関連して虐待体験や当時の恐怖，不条理に扱われた怒りなどがフラッシュバックしてくることもよくあることである。このように話し始める時は，前後関係や時系列はまとまったものではなく，場面や出来事を部分的に話すことが多い。それまでの聞き取りなどでは語られなかった事実，子どもの心情などが生々しく語られることもある。

　対応としては，不安や恐怖が強い時は，まずは不安や恐怖などの情動がおさめられるようリラクセーションなどをその場で行うことが望ましい。何らかのトリガーに反応してのフラッシュバックであるので，現在の安全・安心が脅かされていないことを確認し，気持ちを落ち着かせることが最優先である。このような場合は，いったんは子どもの話を聞き，子どものつらかった体験・気持ちを共感的に受け止め，本来そのようなことは起こるべきことではなかったこと，再び起こらないために支援者がきちんと対応することなどしっかりと伝えるべきである。このような形で不安や恐怖に直面し，安心できる大人との間で情緒を安定させ安心感が得られるこ

とは何よりトラウマの治療，愛着形成にとっても大切なことである。ただし，不安や恐怖について必要以上に直面化させるべきではなく，その場で安全を感じられることが最優先である。虐待事実や心情をあまり事細かに聞くべきではなく，その時子どもが話したことは記録には残しておき，必要な場合はしっかりと設定された場面で事実の確認や子どもの心情を語ってもらうべきである。

Ⅲ．NETの実践

1．アセスメント

　児童福祉施設における生活支援を行いながら，トラウマを抱えている子どもの総合的なケアを行うにあたってもアセスメントは重要である。基本的なトラウマ症状については，Ⅱ章（p.43）で述べられている通りである。このような症状について生活場面の行動観察，子どもへの聞き取り，アセスメントツールなどで確認することは必要である。TICの観点では，子どもの普段の様子をトラウマの影響，トラウマ症状としていったん見てみることで理解が深まる。例えば，子どもが普段からテンションが高い，挑発的である，ホッと落ち着いている時間がほとんどない，夜寝にくい，気分の浮き沈みが激しい，物事について悲観的である，自信のなさからくる過剰適応なども，トラウマ症状として理解し，子どものアセスメントを行うことが大切である。

　トラウマに焦点を当てたアセスメントだけでなく，子どもの愛着形成，ソーシャルスキル，全般的な対人関係の持ち方や自信・自尊心のあり方，言葉の表現力や現実認識力など，子どものレジリエンスについての理解も必要である。狭義のトラウマ治療としての症状の軽減・緩和だけでなく，トラウマを抱えた子どもが，その生きづらさを持ちながらも少しでもよりよい人生を歩んでいけるような生き方の支援が最大の目標であり，そのためのトラウマ治療だからである。

２．時期の検討，トラウマ治療技法の判断

　虐待体験を持つ子どもへの施設での生活ケアを丁寧に行いながら，トラウマ症状の緩和も生活支援を通じて実践し，それでもトラウマ症状が根強く残り生活での支障が大きい場合，トラウマ治療技法の導入が検討される。

　時期としては，施設に入所後，ある程度施設の生活に慣れ，職員との関係も安定していることは絶対条件である。現在の生活が安全，安心であり，その状態が安定して継続する。また保護者との関係や交流についても，ある程度安定していたり見通しが立っていることが望ましい。本章「Ⅱ．ケースワーク，生育歴に関する取り組み」の項で述べた通り，虐待といえる状況にあった親子関係，子どもの親への心情は非常に複雑である。親の状況，意向，態度，交流の状況は子どもの親への認識，虐待状況・行為についての認識などに強く影響し，ひいてはトラウマ体験に向き合う姿勢にも影響を及ぼすことを理解しておかなければならない。完全に影響をなくすことは難しく，また時にはその影響がトラウマ体験の想起にもつながることがある。ある程度の不確定要素があり，その影響を踏まえてできる限り安全に行える状況を検討しなければならない。

　またトラウマ治療技法の選択，実施者の選択も重要なポイントである。トラウマ治療技法は主だったものではNET，TF-CBT（Trauma-Focused Cognitive Behavioral Therapy），EMDRなど日本でもエビデンスがある治療技法が普及してきている。それぞれの技法の特徴を踏まえて，訓練を受け，資格を持っているものが行わなければならない。施設のケアワーカーまたは心理療法担当職員，児童相談所の児童心理司，その他の相談・治療機関の医師・心理士など，子どもの状態，関係性を踏まえて検討しなければならない。

　施設の職員が行うことのメリットとしては，身近な存在として，まずは導入として生活の困りごとやトラウマ症状について共有がしやすい。日常的な信頼関係もあるのでトラウマに向き合うという困難な作業の支えとなりやすい。また，後程述べるがNETの治療効果の一つとして，子どもが

第Ⅴ章　ナラティブ・エクスポージャー・セラピーの児童福祉施設における実践　　*155*

自分の人生史を整理することの作業において，生活の身近な愛着対象となり得る存在がその過程を共有することは大きな意味がある。

　しかし，配慮しておくべき点としてはケアワーカーであれば多重関係の立ち位置になりうることである。子どもとケアワーカーは基本的に愛着関係において信頼関係があるが，生活支援・指導の中で一時的に葛藤関係になることもあり，トラウマ治療技法を実践している間には一つの不安要素にもなり得る。また心理療法担当も通常の心理療法の流れに乗ってトラウマ治療技法を導入しやすい場合もあれば，流れが変わることもある。これらのことを総合的に判断し，子どもにも説明し，しっかりと納得した上で実施者を決定していかなければならない。

3．NETの実践

1）導入

　虐待環境で育った子どもは自分の心身の不調について意識化・言語化しにくいことが多いため，自分から身体の不調や精神的なしんどさなどのトラウマ症状を自覚して，自発的に言ってくることは少ない。子どもからの自発的な訴えがないからと言ってトラウマ症状がないわけではないことを支援者は意識しておかなければならない。また，トラウマを抱えた子どもの衝動的な言動によるトラブルがあったとしても，子どもとしてはその原因を周囲に帰結させていることが多く，「自分のイライラは相手が挑発してくるから悪い。相手がなおれば自分には問題がない」という発想になっていることも少なくない。

　これらのことを前提として，まずは児童の生活状況，心身の様子，その自覚について丁寧に確認していくことが大切である。その中で生活での困りごとやトラブルの状況や流れを整理し，トラブルの原因の一つとして子どもの情緒の不安定さを，子ども自身が自覚できるようにセラピストと共有していくことになる。このような"症状"が過去のトラウマ体験と関連している可能性の説明を行い心理教育していくことになる。

２）心理教育，動機づけ・子どもの納得

　導入段階で子どもの生活状況について，子どもとセラピストの間である程度の共有をすることができれば，心理教育を行っていく土台ができる。基本的なトラウマ症状（Ⅱ章，p.43）の説明を行い，現在の子どもの状態が過覚醒，回避，侵入症状，否定的認知といえるもので，過去の出来事・体験とのつながりがあることの可能性を説明していくことから始まる。トラウマ体験の直接的な記憶や映像がフラッシュバックして苦痛を感じている場合は，子どもにとって過去の体験と現在の苦しみのつながりは理解しやすい。しかし，イライラしやすい（過覚醒），気分が落ち込みやすい（抑うつ），身体的な不調・不眠などは一見，子どもにとっては過去の体験とのつながりが理解しにくく，それらの原因は外在化・他責化（「○○が悪いからイライラする」）されていることも多く，自分に起こる不調とトリガーとの関連について客観的に認識することが難しいことも多い。

　また，過去の体験を「つらかったこと」と認識し，感じることはそれまで解離や否認していたことへの直面化でもあり，困難な作業である。また親を理想化していたり病的愛着を抱いていたりする場合は見捨てられ不安や自責感にもなる。本章の「Ⅱ-１．社会的な支援」で述べているように虐待状況や親への支援の状況の説明などを丁寧に行い，子どもが今の状況・自分の状態，今後の見通し・選択肢について適切で妥当な認識ができるような支援を丁寧に行う必要がある。しかし，この作業は親への複雑な思いに向き合うことでもあり簡単なことではない。このような作業はNETの中の作業ではないが，このような支援がどの程度丁寧に行われているかが，子どもの自分のトラウマ体験への認識，向き合う姿勢の方向性に影響を与えるため，NETの内容や方向性にも大きな影響がある。

　このような前準備をしっかりとしつつ，現在の自分の生きづらさ（トラウマ症状）と過去の体験（トラウマ体験）の関係を説明し，NETなどのトラウマ治療技法の治療機序についても説明して，子どもが納得して主体的にNETの作業に向き合えるよう支えることが大切である。その際には，子どもがどのような生活を送りたいか，どのような自分になりたい

か，という点も重要である。なぜなら，子どもにとって今の生きづらさ・つらい状況を軽減するために，NETという困難な作業に向き合うことについての意義をどこまで感じられるか，モチベーションを維持できるかはなかなか難しいことであるので，NETの作業を行うことでポジティブな状態を目指せること，およびセラピストも応援・協力することを伝え，支えることが重要である。

　3）人生ライン（花と石のワーク），年表づくり

　導入，心理教育と進みNETの本格的な内容に入り，2回目のセッションで人生ラインの作成（花と石のワーク）に入る。花は人生での大きな幸せな出来事やよい時間を表すために置き，石は恐怖体験・出来事を表すシンボルとして置いていく。この際に虐待ケースの注意点がいくつかある。

　まずは，虐待は長期的・慢性的に行われており，出来事の時期がはっきりと特定しづらく，石を特定の場所（時期）に置きにくいことがある。例えば，親から慢性的に暴力・暴言を受けていたような場合，子どもにしてみれば「ありすぎてわからない」ということも珍しくない。このような場合，特に印象に残っている，代表的な出来事について石を置いていってもらうことで集約していく。セラピストは「たくさん，つらかった出来事があったんだね。同じようなことだったとしてもよくあるパターンで特に印象に残っている時のことを石として置いてみようか」という説明を行い，ワークを進めていく。

　次の注意点は，花と石を置いていく作業も子どもにとって複雑な葛藤を引き起こす可能性があることである。よかったことも悪かったことも家族に関することが多く，愛着の対象と恐怖の対象が同一であることの葛藤とその受け止めのつらさも，配慮がいる点である。過度の理想化をしていると恐怖体験を否認，最小化することがこの段階で発生する。親のよかった点，悪かった点を客観的に認識するということにもつながるが，これは子どもにとって自身のアイデンティティに関わる本質的な問題であるので簡単に達成できることではない。これらのことに注意を払いながら，子どものワークを見守り，促していくことが求められる。

4）ナラティブ段階での聞き方

3回目以降のセッションでは，ナラティブに入っていく。NETのナラティブの段階での聞き取りの方法については，Ⅰ章（p.8）の基本的な実施方法の通り行っていく。生育歴の経過に沿って，生活状況を基本的に聞きながら出来事，状況，感覚（五感），情動・感情，思考・認識，行動について聞き取りをしていく。

＜NET実践中のエピソード①（モデル事例，中学生男児Ａ）：暴力を受けた時の身体感覚を語る事例＞

　花と石のワークを終えて，生育歴を順に乳幼児期から小学生時期を聞き，中学生の時期に入り“一番ひどかった暴力”として一番大きな石を置いたときの語り。

　「父親はよく怒っていた。きっかけはわからない。家の手伝いをしないとか，勉強しないとか。僕が小学生くらいの時にお父さんが暴力を振るうからお母さんは家を出ていった。その時は，『その方がいいな』と思った。その後，暴力はもっとひどくなった。一番ひどかったのは，中学校１年の夏だったか，秋だったか。半袖だったから多分そう思う。夏休みか，休みの日だったと思う。朝からなぜか機嫌が悪く，家事の手伝いをしていないと文句を言ってきたから適当に返事をしていたら，怒鳴ってきた。僕は部屋の中を逃げて，居間の机の下に逃げ込んだ。叩かれないようにと思って逃げた。気持ちとしてはムカついていた。それでも追いかけまわして来て，僕は逃げて玄関の方に逃げたときにお父さんに押されて，僕は玄関の鉄の部分に頭からぶつかった。なぜか痛くはなかった。でも頭を触ってみると，何か温かいものが手に触れて，見てみたら血がめちゃめちゃ流れていた。『うわっ』と思った。また殴られた時も腕が真っ青になって，めちゃ腫れて，触ると柔らかくて怖かった」

5）ホットスポット，ホットメモリ―難局，困難な点

NETのナラティブの中で子どもの語りが進まない，深まらない場合が

ある。このような語ることが難しい場合はいくつかの理由が考えられる。1つ目は、虐待体験が慢性化・長期化している場合、2つ目は不安や恐怖反応が強いため抑圧や解離が起きている場合、3つ目は自分についての否定的な認知や親に対する理想化が起きている場合、4つ目は発達特性上の問題である。

1つ目の虐待体験が長期化・慢性化しており出来事の流れや順序について記憶が曖昧な場合は、暴力であれば暴力、暴言なら暴言と大まかなまとまりで整理して、特に怖かったこと印象に残っていることとして代表的な日としてまとめて語ってもらうことで、本人が再体験し記憶と認知のまとまりが得られるように促していくことが望ましい。

2つ目の不安や恐怖が強く抑圧や解離が起きている場合は、それほどつらい体験であったためこのような反応が起こることは自然なことであり、まさにこの点が治療的な重要なポイントである。そのような場合、その場でリラクセーションなどを行い不安や恐怖を軽減し、そこから語りを促し記憶の整理を行っていくことになる。解離が起きている場合は、詳細な出来事・状況、認知・記憶・感覚など、本人が語りやすい点から少しずつたぐり寄せ、本人が恐怖体験にアクセスできるよう周辺からまとめていき、その都度リラクセーションも行い不安や恐怖を再体験しても対処できることを実感していってもらいつつ、語りを深めていくことが大切である。

3つ目は自分に対しての否定的な認知を抱いている場合と、親を理想化しており悪く言うことに強い抵抗がある場合である。このような認知を抱いている場合、自分の体験した恐怖や不安をそのまま意識化することは強い戸惑いや葛藤を引き起こすために向き合うことが困難なのは当然のことである。これに対してはp.161の「7）非機能的認知の取り扱い」の項で述べるように、NET以外の場面で本児の非機能的な認知を取り扱い、和らげたり修正できるようにサポートし、本児の認知がよい形で機能するような支援が必要である。

4つ目の発達特性上の問題を抱えている子どもが虐待体験について語る場合、前後関係や因果関係の整理が難しく、また過去の体験・恐怖と現在

の安全・安心との区別がつきにくく混乱してしまう場合がある。現在，安心できる状況でも過去の体験・状況との区別がつきにくく，非常に混乱してしまい，語りを続けることが困難になったり，NETの目的を一時的に見失い，NETの継続に拒否的になったりする場合もある。このような状況に対しては，まずNETをいったん中断し，日常生活において物事を整理して語る練習をすること，不安や心配な想いを抱いている時にリラクセーションを行い不安や恐怖を軽減できる体験を積み重ねること，過去の出来事はあったが現在は安全がしっかりと守られていることを説明し，本人がトラウマ体験に向き合っても必要以上に不安定になることがない状態を準備してから行うことが必要で，安全なNETの実施の基盤となる。

　6）喪失体験

　暴力を受けたことへの恐怖に向き合う，再体験することの怖さもあるが，喪失体験のトラウマについてはその意味を理解していくことの怖さもある。端的に言うならば「私はいらない子どもなのかな……。見捨てられたのかな……。親は私のことを愛していないのかな……」など，それまで漠然と感じていたことについて向き合っていくことになる。ある意味，NETを行うこの段階において事実をしっかりと認識することになる。つまり過去の体験の意味を知ることになり，この段階で喪失が現実のものとなる。

　このような虐待のケースにおける喪失体験に向き合うために必要不可欠なことは新しい愛着対象の存在である。言い換えるならば施設の職員との信頼関係，情緒的なつながりである。これがなければ安全基地がない状態で，おぼろげに感じていた保護者への愛着が実はあてにならないものだったことへの直面には耐えられない。日常の生活で子どもがどのように職員に甘えたり，頼ったりすることができるのか，職員との関係が一時的に不調になったとしてもきちんと回復し，対象としての恒常性を感じられているかなどをしっかりと確認しておく必要がある。

＜NET実践中のエピソード②（モデル事例，中学生女児B）：喪失に向き合うケース＞

　母親がアルコール依存で生活状況がままならず，食事もろくにとれていなかったBに対してNETを行った事例では，トラウマ症状としては抑うつ気分，自信の低さ，ストレスが高まると自傷行為を行うなどがあった。入所後も，母親の生活状況は大きく変わらず，母親の恣意的な連絡に本人も戸惑うことが多かった。上記のような症状に対してセラピストより心理教育を行いNETを行うことになった。ナラティブの語りではネグレクト状態について言葉多くは語らなかったが，生活場面で担当に対して泣きながら「うちのお母さんは難しい人なんだなってわかった。」と心情を吐露し，受け止めてもらうということがあった。

　喪失体験に向き合うための愛着対象の存在の重要さは言うまでもなく，喪失に向き合う過程を職員との愛着の絆が強まる機会と捉えてサポートを続けていく必要がある。虐待のトラウマの大きな問題の一つはアイデンティティの問題であるといえる。自分は大切な存在で，大切にしてもらえる，生きている価値があると実感できるような支援が必要である。

　7）非機能的認知の取り扱い

　NETのナラティブの段階で，子どもから語られる内容は本人に任せられており，セラピストは体験の詳細について質問することはあっても，語られた内容についての共感や解釈，認知面の修正などのようなアプローチは行わない。

　しかし，虐待体験のある子どもは「自分はいらない子どもだ」「捨てられた」「暴力や暴言を受けたのは自分が悪かったからだ」「誰も自分のことを守ってくれない」などのような認知を抱いていることも少なくない。なぜなら実際に親にそのような言葉を投げつけられており，本人がそのように思っていても仕方がないこともある。

　NETでは，このような体験は花と石のワークで，石で表現される。生育歴全体を振り返ることで，自分の人生にはつらかったこともよかったこ

ともあるという風に自発的に自然と認知が改善することが期待されている。NETではTF–CBTのように１つずつの体験とその認知を具体的に取り扱っていくことで，その否定的な認知の影響を和らげてコントロールできるようなトレーニングはしていかない。NETでは，そこに焦点を当てていないため，そのような認知が強固で生活に支障が大きい場合は，NET以外の時間で適切な立場の者とその認知を取り上げ，必要な説明を行い否定的な認知が和らぐようなアプローチも行うべきであろう（第１章p.27–31も参照）。

　　＜NET実践中のエピソード③（モデル事例，中学生男児Ｃ）：根強い否定的認知のケース＞
　　具体的には自閉傾向のあるＣは学校での適応が難しく次第に不登校となる。その結果，勉強しないことや登校渋りをみせる本児に対して父親は暴言や暴力をするようになり，「学校にいかないお前が悪い」と繰り返す。施設に入所後は対人関係において，父親から受けた暴力の影響で支配的で衝動的な行動を繰り返すＣに対して，トラウマについての心理教育を行い，NETの導入を行うがナラティブの段階では繰り返し「暴力を受けたのは自分がわるい」と繰り返し，恐怖感を否認したり父親を理想化している発言がみられた。そのため，NETの中では本児の心情を受け止めつつ，暴力はどのような理由があってもよくないことの説明を行うにとどめ，NET以外の心理面接などで否定的な認知の修正に努めた。

　8）治療効果・治療的意味合い
　NET実施後のトラウマ症状の評価点としては下がっていることが多く，著しく下がっていることもあるが，数値としては軽微な場合もある。治療効果の測定としてチェックシートでの評価は必ず行うべきであり，子どものトラウマ症状の全体的な変化や変化していない点を把握しておくことは，その後の支援においても重要である。また，子どもの感想として当施設では「すっきりした」や「しんどかった。でも話せてよかった」など，

基本的にはNETを行ったことについて肯定的な感想が多い。時には「もう同じことはしたくない。でもNETをしてよかった。いろいろと整理できた」とトラウマ体験を振り返ることのつらさと，意味合いを実感していることもある。

　さて，このようなNETの経過を通じて治療的には，どのような作用が働いているのであろうか。NETの基本的な治療機序についてはⅠ章（p.4）に書かれているとおりで，まずは曝露によって馴化が起こり，恐怖や不安などの情動や生理的反応が治まっていくことになる。

　これに加えて，ばらばらだったトラウマ出来事の記憶や認識，感覚などの体験をひとまとまりとして整理して人生史に組み込んでいくことが目標となる。これは，まさに中井[2]が述べているように，幼児型の記憶から成人型の記憶への変換が起きているといえる。中井は人の発達，特に記憶の発達に焦点を当ててトラウマ記憶について説明を行っている。幼児型の記憶は断片的で因果関係が乏しく，全体の整合性を欠く，主に３歳以前の記憶のあり方であり，成人型は３歳以後に発達する因果関係や出来事の関係性など文脈の中に位置づけられた記憶のあり方であると説く。そして外傷性記憶の特性は，断片的で文脈を欠き，衝撃が強く，まとまりを欠いている状態であると言え，このようなトラウマ記憶を成人型の記憶に落とし込んでいくことは完全には難しいかもしれないが治療的であると述べている。

　NETの目指すところはまさにこの点であり，断片的な外傷性の記憶について，状況や出来事，前後関係，本人の認知や感情，感覚をくまなく聞き取ることで，まとまりや因果関係がある成人型の記憶に変換していくことによる治療的効果を目指すものである。

４．生活ケアとの協同

１）トラウマインフォームドケア（TIC）

　生活ケアとの協同という観点では，NETを実施する際に生活ケアワーカーにトラウマ症状やその取り扱いについて説明するのではなく，トラ

ウマ経験のある子どもに対する理解やケアを日常的に行う TIC が実践されている中に NET が位置づけられることが理想であろう。逆にいうならば，トラウマインフォームドケアがされる準備がない中では，NET などのトラウマ治療技法を行うことで一時的にトラウマ症状が賦活され，生活での行動化などが起こり得るので，生活で受け止められる状況がないならば，NET などの導入についても再検討しなければならない。

　2）合同セッション

　NET を導入する段階では，基本的には生活ケアワーカーに特別なことをしてもらう必要はない。それまで通り，日常が安全・安心に過ごせることが大切なことで「日常が安定している」ということが子どもにとっての何よりの安心材料となる。

　ただし，可能であれば導入段階で子どもとセラピスト，ケアワーカーで現在の生活の状況やトラウマ症状の状態，NET の内容と目的，子どもの生活への影響やケアワーカーにしてもらいたいサポートなどについて 3 者で話し合う場面があることが望ましい。子どもにケアワーカーに参加してもらうことの意味合いを説明し，子どもが納得できるよう話し合うことが大切である。愛着対象であるケアワーカーに対して，子どもがこれから行う大変な作業について理解しておいてもらうことは子どもの安心感につながるであろう。

　3）生活でのトラウマ症状の取り扱い

　実際に NET を行うことは過去のトラウマ記憶にアクセスすることになるので，生活場面でもフラッシュバックや症状が強まることも起こり得る。しかし，それらは潜伏していたトラウマ体験が表面化していることなので，それらを丁寧に取り扱いおさめていくことが治療的である。生活で起こる不安や恐怖反応を安心できる大人との間で軽減し，安心感が得られるような関係こそ愛着形成にとって必要である。

　また，トラウマ症状がなくなることは理想ではあるが，それが難しい場合もある。家族との交流や生活のストレスなどにより，おさまっているトラウマ症状が再燃することがある。どのような状況でトラウマ症状が現れ

やすくなるのか，子ども自身が理解し，その状況に対応して，自身のトラウマ症状をコントロールできる範囲で取り扱っていけるようになることが望ましい。当然，このようなことは簡単なことではなく，子どもの時期だけでなく大人になっても難しいことであり，その都度必要な援助が得られる環境を準備しておくこと，援助を求めることを練習していくことが大切である。トラウマの影響を最小限にし，できる限り生活が安定することが目標ではあるが，支援者はトラウマを抱えてどのように子どもが生きていくのかを見守りながら必要な援助を行っていく必要がある。

4）NETの内容の共有

NETが終了した段階で語られた子どもの人生史をどのように取り扱うかも大切なことである。人生史がまとめられた冊子をどこで，だれが保管するのか，内容について誰と共有するのかなど，子どもが主体的に納得して決めていくことが大切である。今までの筆者の経験では，NETを行ったセラピストに保管しておいて欲しいという子どもが多かった。一度は向き合い整理したが，やはり子どもにとってつらい事実も多く，信頼できるセラピストに保管してもらうことで「安全に蓋をしておきたい」という心情なのかもしれない。もちろん自分で持っておきたいという子どももいるが，大切な個人の情報なので保管方法についても相談しておくべきであろう。

施設のセラピストなどが行った場合は，ケアワーカーや児童相談所の職員との共有についても相談がいる。子どもが共有しておきたいという場合であれば，ぜひ共有しておいたほうがよい。ただ，子どもが望まない場合もある。その場合は，身近で支えてくれるケアワーカー，長くサポートしてくれる児童相談所の職員と共有しておくことの意味合いについて説明を行う。子どもの人生の出来事や思いを知っておいてもらうことで，より適切なサポートをしてもらえるはずであると説明を行い，子どもが納得すればケアワーカーや児童相談所の職員に伝え，今後の支援に活かしてもらうことになる。ただし，虐待体験は子どもにとって本当に過酷でつらく，時には恥や罪悪感を抱かせる出来事である。そのようなことを「人に知られ

たくない」という気持ちも当然のものであることをよく理解し，子どもの気持ちを尊重することも大切である。

5）トラウマ治療技法の実施の注意点

最後にNETなどのトラウマ治療技法を行うにあたっての注意点について述べる。このような曝露的な治療技法を実施するセラピストは，その危険性や限界についても熟知しておく必要がある。この点について中井（2004）は以下のように述べている。

　「一般に，欧米の精神療法は，言語中心的であり，自己史記憶の総体に言語的な「語り」narrativeとしての一貫性を与えることを治療の目標としているようだ。「エス在りしところ自我あるべし」とフロイトは言っている。（中略）敢えて言えば，言語的な語りとして自己史を統一することは絶対的に必要でなく，また必ずしも有益でもない」

このように中井は，トラウマ体験を言語化することを通じて意識化することの，治療上の必要性を絶対的なものとして認識することの危険性を示唆している。

上記のような基本的なことをしっかりと認識した上でトラウマ治療技法を実践しなければならない。現在では，様々なトラウマ治療技法が開発され，その安全性と治療効果についてエビデンスが蓄積されてきている。NETも十分に実証を重ねられ，治療効果のエビデンスが積み重ねられた技法で，適切な実施法を順守することで安全にトラウマ症状を緩和するように構造化された技法である。これらの技法はクライエントのトラウマ症状の状態やその意味，トラウマ出来事の実態，クライエントの社会的資源，生活状況，治療についての理解やモチベーション，通常のセラピーの流れ，セラピストとの関係性などを踏まえてよく検討し，トラウマ治療技法の実施，またはそれ以外の安全で負荷の少ない方法での治癒を目指す方法と比較検討し，実施の判断をすることが大切である。

社会的養護のケアを受けている子どもは複雑なトラウマ体験を抱えてお

り，生活状況も安定しているとは言い難く，トラウマ体験に向き合い整理するためには不安要素が多くある。そのような子どもたちが少しでも生きやすくなるような最善の支援を行っていく必要がある。本章では，トラウマ体験を抱えた子どもの総合的な支援を行いつつ，児童福祉施設において安全で有効にNETを実践するための土台と，NETの実践方法について述べた。虐待体験を抱えた子どもにとって生きやすくなること，またその支援を行う方々の一助となれば幸いである。

文　　献

1）ハーマン, J.L.（中井久夫訳）：心的外傷と回復．みすず書房，東京，1999.
2）中井久夫：徴候・記憶・外傷．みすず書房，東京，2004.

第 Ⅵ 章

Q & A

森　年恵* 　　 森　茂起**
*甲南大学非常勤講師　　**甲南大学名誉教授

Ⅰ．実施方法

Q．NETセッションの頻度はどれくらいがいいでしょうか？

A．マニュアルには「週に1～2回が理想的」とあります。日本の通常の治療面接，心理療法の多くは週に1回と思われるので，それでいいと思います。状況に応じて週2回の頻度まで増やすこともできます。それ以上，あるいは週1回以下の頻度には，それぞれの困難があります。間隔が短くなると，前回のエクスポージャーの影響がまだ強いうちに次の石を扱うことになり，影響が重なって生活に支障をきたすリスクが高まります。特に，大きな石のエクスポージャーを行った後は1週間空けるほうがよいです。逆に間隔が長くなると，前に進んでいく感覚が弱くなり，次の回へのモチベーションが下がる，回避が強くなる，といった恐れがあります。それらの困難を踏まえた上で，サバイバーとそのリスクを共有しながらモチベーションを保つことができれば，実施できるでしょう。

Q．90分のセッション時間を確保できない場合，どうすればいいでしょうか？

A．大きな石の体験のエクスポージャーを行って，しっかり山を越えるには90分間の枠をとっておくことが必要です。いつも90分必要とは限ら

ず，山を越えて不安が下がれば早く終えることができます。しかし，不安が下がらないままエクスポージャーを中止することは絶対に避けねばなりませんので，90分の確保が必要です。現場の条件から，やむを得ず1時間枠で実施する場合，石の語りをできるだけ早く開始する，セッションの最後に安定化技法を追加する，といった対応が考えられます。ただし，エクスポージャーには，決して急がず，今の瞬間にしっかりととどまる姿勢が重要です。急がねばならないという感覚が，エクスポージャーを不十分にさせるリスクを十分考えておかねばなりません。セラピストがNETを実践する現場に定着させるには，90分枠の必要性の共通理解の形成と，その確保のための対策が重要であることを強調しておきたいと思います。

Q. サバイバーがすでにカウンセリングなどの心理支援を受けている場合，別のセラピストが実施するべきでしょうか？

A. 同じセラピスト，カウンセラーが一定期間を区切ってNETを実施することも，別のセラピストが実施することも，どちらも可能です。同じ担当者が行う場合，サバイバーが普段受けている支援がなくてもいいか判断が必要です。NET実施後に他の形態の支援（診察，カウンセリング，プレイセラピーその他）を同じセラピストが継続した例がありますが，個人的経験の限りでは困難を感じるものではありませんでした。担当者の専門性や実践現場の事情などから臨床的に判断すればいいでしょう。

Q. キャンセルが続いて，回避が強いと思われる場合，どうすればいいでしょうか？

A. キャンセルが続けば，その理由について話し合って，治療計画を立て直すセッションを設けるのがいいでしょう。治療へのモチベーションが低ければ，治療開始前のプロセスにいったん戻るのが原則です。治療以前にするべき準備，あるいは治療中のサポート体制が不足している可能性があり，それらを見直すのがいいでしょう。心理教育の不足があれば，改めて行います。モチベーションはあっても，次の段階に待っている大きな石

への回避のためにキャンセルが起こるのであれば，治療原理の共有と，だからこそこの機会に取り組む価値を伝えて，山を乗り越えるよう励ますとよいでしょう。

Q．モーニング（悲嘆）の要素が強い場合，モーニングワークが必要でしょうか？

A．悲嘆を生じる喪失体験は，NETの中で重要な要素になります。喪失体験を石ではなくキャンドルで表して区別する方法も考案されています。恐怖反応の処理を中核とする石の体験と異なり，悲嘆は長期的に進行する過程です。複雑性悲嘆と呼ばれる状態は，トラウマ的な要素のために通常の健康な働きである悲嘆プロセスが進んでいない状態と考えられます。NETは喪失体験が持つトラウマ的要素をなくして，通常のモーニングワークが可能な状態になることを目標にします。複数の喪失体験がある場合は，時系列に沿ってそれぞれを別に扱うことでモーニングワークが可能になるでしょう。長期的なモーニングワークのサポートは，NET終了後の治療計画になります。NET終了後のカウンセリングによる支援や，その過程を支える人間関係等のリソース形成が考えられます。喪失を生んだ出来事の内容によっては，自助グループへの参加も考えられます。

Ⅱ．「花と石」のワークについて（進行計画含む）

Q．セラピストは，どのような心構えで花と石のワークに取り組むのですか？

A．通常の心理療法と同じく共感を大切にしながら，作業を後ろから支える姿勢がいいでしょう。その結果，サバイバーが，セラピストの存在をあまり意識せず，作業のほうに意識を集中できるのが理想です。

Q．「花と石」を床でする意味は何かありますか？　テーブルの上で実施できますか？

A．テーブルの上でも実施できます。治療を行う部屋の状況に合わせて

実施すればいいでしょう。床の上で行う利点としては，上から俯瞰して，人生全体を「眺め」やすいことがあります（p.15-16参照）。セラピストとサバイバーがはじめてする共同作業ですから，身体をともに動かすことで「共有する」感覚が強くなるのも利点でしょう。もともと難民キャンプで開発された技法なので，床のほうが実施しやすかったという事情があるでしょう。机の上でも実施できるが，可能なら床の上が望ましい，と考えておいてください。

Q．スケッチと写真をどう使いますか？

A．花と石の位置とその内容をスケッチして，2回目以降にそれを見ながら，その日の作業や次回の予定を確認します。写真は必須ではありません。治療効果のためというより，治療の記録のために撮影します。サバイバーの希望に応じて最終回に手渡すこともできます。

Q．メモを取る間サバイバーを待たせてしまうので，カメラなどで撮影して効率化するのはどうでしょうか？

A．メモは内容がわかる程度の簡単なもので大丈夫です。また，人生全体の花と石を眺めている時間は，一つの視野の中に人生を収める有益な時間と考えられますので，待たせることに問題はありません。

Q．「花と石」をサバイバーが自分で写真に撮りたがったらどうすればいいでしょうか？

A．NETでは，セッション以外の時間はできるだけ通常の生活を送ることを勧めます。生活の中で写真を見て，フラッシュバックの引き金になることを避ける意味で許可しません。「生活の中で見ると思い出してつらくなることがありますので」という理由と，「写真が欲しい場合は最終回に差し上げます」という説明を行えばいいでしょう。

第Ⅵ章　Q&A　*173*

Q.「花と石」だけを単独に使う例はありますか？　アセスメントの方法として「花と石」だけ実施することは可能ですか？

A．魅力的なワークなので，他の治療技法の準備としてのアセスメントにも使えるのではないか，あるいは単独で治療に使えるのではないかと考える方がおられるかもしれません。臨床的判断に基づいて利用してください。

なお，現在までの研究で，「花と石のワーク」のみでPTSDに効果があるという結果は得られていません。個々の石の体験をしっかり処理しなければPTSDに対する効果は得られないと思われます。逆に，「花と石のワーク」をしない実践でも治療効果があるという結果が得られています（p.37，文献22）。

Q.「花と石」のワークをICレコーダーで録音してもいいですか？

A．その場で聞いて，付箋に書き留め，スケッチするという「手作業」の範囲で記録できれば十分です。セラピストの頭と手で処理することが大切と考えましょう。録音データがどう使われるのかという不安をサバイバーに与えるかもしれません。セラピストにとっても，音声データを管理する負担が増えると思われます。

Q．花と石のワークを何回もやりたがるサバイバーがいればどうすればいいでしょうか？

A．経験のない例ですが，標準的な方法で進むことを基本にして，なぜそうしたいのかを確認して，何らかの不安があれば，内容に応じて心理教育を行うほうがよいかもしれません。石や花を追加したい場合は，メモの上に追加すればいいでしょう。

Q．石があまりに多いと感じられる場合，どうすればいいでしょうか？

A．サバイバーの実感を表しているのですから，そのまま受け止めましょう。スケジュールを考える際に，あまりに回数が多くなりすぎないよ

う工夫が必要です。あまりに回数が多くなると，進行している感覚や人生全体を俯瞰する視点が生まれにくくなるでしょう。対応のためには，人生全体の中で代表的なものに絞る，特に多数の石がある期間があれば代表的なものに絞る，という２つの視点が有効でしょう。一連の出来事が多数の石を使って表現されている場合は，代表的な出来事を選んでもらって一つの出来事をしっかり扱うようにします。一つの出来事を十分処理できれば，類似の他の記憶にも効果があるという「般化」の原理です。

　ただ，小さい石で示されていた出来事が，実は重大な意味を持っている可能性を考えておくことも大切です。解離や回避によって，本来大きな石で表現できる出来事が小さな石として置かれる場合があります。他の石の処理が進んで解離，回避が弱まった時に，その出来事の重大性が見えてくるかもしれません。その場合，小さい石で置かれていたとしても，大きな石と同様に扱う必要があります。その出来事の時期を過ぎてから重大性に気づいた場合は，逆戻りしてその石を扱う回を持ち，その時代の物語に追加することができます。

　花が少ないために石が多い印象になっていることもあります。治療が進む中で花の体験を思い出したり，石の体験の中にある花的要素が発見されることが多くあります。

Q. 石のない期間が長い場合，どのように回数を区切ればいいでしょうか？

　その期間に１回のセッションを当てて，通常の語りでその期間の主な出来事や期間全体の性質を聞くのが一つの方法です。もう一つは，その期間の後に置かれている石を扱うセッションの冒頭の時間帯に概略を聞く方法です。ネグレクトの要素が強く，全体に苦痛が過小評価されている場合や，解離がある場合には，石がない期間に重い体験があるかもしれません。その可能性を考えながら，その期間の語りを聞きましょう。もし，石として置いたほうがよい体験が語られた場合は，その石のためにセッションを使うことをサバイバーに提案します。

Ⅲ. 曝露セッションの進め方について

Q. 今，現在の身体感覚を途中で確かめることを勧めているが，被害体験時の身体感覚が蘇っている場合，どうすればいいでしょうか？

A. その場合も，今の感覚に意識を向けることに意味があります。また，過去の体験の語りに出てこない身体部分について「今，（例えば）足はどんな感じですか」と尋ねて，今の自分への意識を促進することができます。「膝を叩いてみてください」など，何か刺激を与えてその感覚に意識を向けるのもいいでしょう。過去と現在を行き来することを繰り返すうちに，それぞれを区別する二重意識が育ってきます。

Q. 馴化が起こっていることをどこで判断すればよいでしょうか？

A. 通常の手続きの中で尋ねる現在の身体反応，感情，感覚，思考から判断できます。それに加えて，表情が和らぐ，涙，汗などが観察されなくなるなど，目で見て判断することもできます。一つの出来事の中にホットスポットが複数ある場合，やや不安が低減した後に再び上昇することもあります。出来事の語りを終えて全体として不安の山を越える必要があります。

Q. 終え方が難しいが，どうすればいいでしょうか？

セッションが終わる時間が近づいても不安のレベルが下がり切らない場合があるでしょう。ピークを超えて不安が半分以下になっていれば，セッション後の時間も含めて次第に下がっていくのが普通です。下がらない場合は，その要因をアセスメントします。語り終えた後に，次回以降に扱う予定の石について話すと記憶が喚起されて不安が上昇する恐れがあります。終えた後は，簡単な会話だけでセッションを閉じるようにします。

不安が下がらないのは，他に，その回に扱った出来事に扱わなかった要素が残っている，他の出来事に連想が飛び火してその記憶が喚起されて不安が高まった，という2つの可能性があります。重要な要素が残っていれ

ばその要素を扱います。時間的に扱いきれないと予想される場合は，次回に持ち越します。他の出来事への飛び火が確認されたら，その出来事を扱う計画を具体的に立て，いずれの場合も，扱う回まで記憶に触れないようにする方針を共有します。収容法のような安定化技法を用いてもいいでしょう。

Q．NETの最中に意識が朦朧とする場合は，どうすればいいでしょうか？

A．このような状態は解離がある場合に生じます。マニュアルp.140〜146に詳しい記述があります。本書第Ⅰ章「総論」の「Ⅳ．NET実施の判断」（p.23〜27）も参照してください。

Q．大きい石が，例えば震災のように，多くの出来事が折り重なっている場合の取り扱いはどうすればいいでしょうか？

A．震災のように，様々な体験が重なり合いながら，相当期間にわたってストレスの高い状況が続く出来事の場合，ある日の出来事だけを取り出すことが困難でしょう。全体の経過を聞きながら，最もつらかった部分が特定できれば，その部分について詳細なエクスポージャーを行うといいでしょう。最も触れたくない体験が最も重要という基準が判断の目安になります。そのような特定の体験が見つからない場合は，体験の全体をたどりながら，それによって起こる不安に対する馴化（震災について語っても大丈夫という感覚の獲得）と，体験の記憶の文脈化（時系列に並べ直す，その期間の震災以外の出来事と接続するなど）を目指します。体験の過小評価（自分の体験は他の人に比べて軽かったなど）がある場合，今だからこそ気づける感情，ストレスに注目して，正しく評価することが重要です。

Q．日常的に虐待があって１つに絞りにくい場合や，大きな出来事のないネグレクトの状態はどう扱えばいいでしょうか？

A．日常的虐待の場合，その時期の状態の概略を語ってもらうとともに，一番強く印象に残っている事件に絞ってエクスポージャーを行うのが

基本です。そこで起こる馴化が，一般化によって同種の他の出来事の記憶に
対しても効果を及ぼすと考えます。ネグレクトの要素は，PTSD概念の中
核にある強い恐怖を伴う体験ではなく，持続的な疎外感，孤独感，無視
されている感覚といったものが主要素になり，エクスポージャーによって
扱うことが難しい体験です。現実に，あるいは心の中で「一人ぼっち」で
あった体験を代表するようなエピソードの語りを進めるとともに，それは
当たり前のことではなく，子どもがそのような体験をしないようにそばに
いたり，心配したりするのが養育者の役割であること，その欠如に対する
サバイバーの対応――例えば自分の感情を感じないようになったなど――
を理解するなどの心理教育を行うのがいいでしょう。

　その場合も，孤独を感じた典型的な出来事や，あるいは特に出来事がな
くとも孤独を実感した瞬間などがある場合は，その時の感覚，身体反応，
感情，思考をたどりながら孤独感を想起することで，「自分がどれほど孤
独だったのか」を再認識することに治療的な意味があります。そうした瞬
間を思い出せない場合も，その時期の生活全体を覆っていた感覚を想起す
ることに意味があります。また，子ども時代のその感覚をセラピストと共
有する経験は，不安を理解されるアタッチメントの核となる体験でもあ
り，他者と繋がって「孤独」を解消していく出発点になります（「総論」
「Ⅳ．NET実施の判断」[p.23～27] も参照）。

**Q．次回のセッションに大きな石がある場合，それについて触れておくこと
はしてもいいでしょうか？**

　A．サバイバーはすでにそれを知っていますが，「次回はいよいよこの
石ですね」と共有しておくといいでしょう。それとともに，「次回までの
間に考えなくていいですよ，ここで頑張って取り組みましょう」など，準
備は不要であることと励ましを伝えるのがいいでしょう。

Q. 時間の中で扱えるように，どのへんにポイントを置くかあらかじめ話し合ってセッションを持つのはどうでしょうか？

A. エクスポージャーが始まるとサバイバーは出来事の内容に意識を集中しますので，その流れを見ながら進め方をコントロールするのはセラピストと考えてください。90分という時間はどれだけ強い不安であっても馴化が起こる時間です。時間が足りない場合は何か理由がありますので，その理由を判断して対応を考えます。サバイバーかセラピストのいずれかの回避が強くてエクスポージャーに入るまでに時間がかかるためかもしれません。出来事から離れて思いを語る時間が含まれるために長くなるのかもしれません。出来事から意識が離れれば，すぐに介入して出来事の語りに戻るようにします。

Q. エクスポージャーの際の介入のタイミングが難しいが，どう判断すればいいでしょうか？

A. 難しいと感じやすい状況を２つに分けて考えてみます。第一は，過去の記憶の吸引力が強くてサバイバーの脳裏に次々と場面が展開している場合です。現在への意識が失われている時ですから，語りの途中でも「ちょっと待ってくださいね」と介入する必要があります。いったん現在に意識を戻してもトラウマ性記憶から遠ざかることはありません。「ではその後どうなりましたか」と過去に戻ると，録画のポーズを解除するような感覚で戻れるのが普通です。第二は，過去の記憶を回避しようとして実感を伴わない語りが区切りなく続く場合です。エクスポージャーが進んでいるわけではありませんので，その場合も介入が必要です。その時見えたもの，聞こえたものなど感覚を尋ねるのが，エクスポージャーを促進する一つの方法です。

Q. 大きな石と石が繋がっているところはどう話を終えたらいいのでしょうか？

A. ２つが別の体験であれば，それぞれをエクスポージャーするために

２回のセッションを使うのがいいでしょう。

Ⅳ．文章化について

Q. メモする時に逐語録的になりすぎる傾向があるのですが，それでもいいのでしょうか？

A. メモの取り方はセラピストによって異なりますので，自分に合う方法を見つけていけばいいでしょう。セッション後にその回の内容を文章化できればいいので，すべてをメモしなければならないわけではありません。メモを取るほうに意識を取られて，サバイバーへの注意が薄くなるのは不適切です。

Q. 人生史が長くなってしまうのですが，どうすればいいでしょうか？

A. 長さは，出来事の数や年齢によって変わりますので，標準となる長さがあるわけではありません。今までの経験から言えば，全体を読み上げる際に30分程度に収まればいいでしょう。最終セッションの前に長さを調整しましょう。

Q. 読み聞かせの意義は何でしょうか？　文章化したものをサバイバー自身が読むのではだめでしょうか？

A. 読み聞かせの目的は大きく分けて２つあります。第一は，聞く時間が２回目のエクスポージャーとなることです。出来事の一部始終を聞くことで，記憶（前回のエクスポージャーによって物語化が進んでいると考えられます）が想起され，付随する不安が呼び覚まされます。それによって，不安の上昇と低減が起こります。黙読すると，最も不安を喚起する箇所を跳ばしてしまってこの効果が十分働かない恐れがあります。第二は，内容を確認して修正するためです。聞き間違いや聞き落とし，あるいは事実は正しくとも文章がサバイバーの感覚に合わない箇所があれば，修正することができます。その作業を通して，自伝をともに作成している感覚を

持てます。なお，読み聞かせの際に，文章に対する違和感が表明されることは極めて稀です。もともとの記憶が未整理であったサバイバーにとって，「自分の考えていたのと違う」という意味での違和感は生じにくいようです。

Q．子どもの場合，完成した人生史をどのように扱えばいいでしょうか？

A．私が児童福祉施設で実施する場合，自分で持っているか施設が預かっておくか子どもに尋ねています。施設で預かっていてほしいと言う子どもが多いです。自分で持っていて，信頼できる他の職員にも読んでもらった子どももいます。その後の節目で重要な出来事を追加するなど，ライフストーリーワークの中で用いることもできるでしょう。家庭で暮らす子どもの場合は，子どもの希望を大切にしながら，養育者へのケースワーク，心理教育，NETの説明を行いながら，人生史の扱いを事例ごとに判断するのがいいでしょう。

Ⅴ．その他

（適応に関わる問いが含まれますが，代表的な適応の判断については，第1章総論「Ⅳ．NET実施の判断」[p.23〜27] を参考にしてください）

Q．虚言癖のある人は適応可能ですか？

A．PTSDがあるなら適応と考えられますが，想像によるエクスポージャーが可能かどうか判断する必要があります。虚言癖があると思われる場合は，それが形成された背景についてのアセスメントが必要です。エクスポージャーが虚言によって回避される場合は，効果が望めません。例えば家族との関係の中に「本当のことを言えない，言いたくない」という事情があると考えられる場合は，その状況を改善するためのケースワークが優先されます。NETの実施のために必要な安全感がないと考えられるからです。「言えない」という思いが認知の歪みによるもので，NETの実施

によって歪みが修正される可能性があると判断される場合は，実施を試みる価値があるでしょう。以上を参考に，個別に判断してください。

Q. 施設の子どもにNETをする動機づけはどうすればいいでしょうか？

A．NETの実施以前に，トラウマに関する心理教育と，生活全般におけるTIC（トラウマインフォームドケア）を進めることが重要です。その上で，具体的な症状を例として用いながら，自身のつらさ，困難が，過去の体験のためで，振り返って整理すると楽になることを伝え，整理するためのよい方法があるので取り組んでみないかと提案し，ある程度よい反応が得られたら，トラウマ症状のアセスメントを行って，その結果を踏まえてさらに心理教育と，NETの説明によって動機づけを高めます。NETの実施の如何にかかわらず，心理教育の中でトラウマ症状のアセスメントを行っておくのがいいでしょう。

Q. 施設から病院に来た多重被害にある子どもの生育歴が極めて断片的な場合，NETをするよりはライフストーリーワーク（Life Story Work：LSW）のほうが適切でしょうか？

A．LSWの進め方や内容は個別に判断しなければなりませんが，基本的に児童福祉施設のすべての子どもにLSWが必要です。現状でLSWが不十分と思われる場合，NETとLSWの優先順位は個別に判断する必要があります。NETの過程の中にLSWの要素を組み込んだ例もあります。いずれにしても施設の担当者，ケースワーカー等との連携によって，判断することになるでしょう。入院中の例については第Ⅲ章も参考にしてください。

Q. 自殺リスクが高い場合は実施可能でしょうか？

A．NETと自殺リスクにはいくつかの関係性を考えることができます。NETは，人生史の整理によって生きる力を回復することを目指しますので，心理教育によってNETへのモチベーションが形成されれば，基本的

には実施の価値があります。ただし，NETを経験することによる一時的なつらさ，不安定がリスクを高める恐れがあること，その場合の対処の方法についてあらかじめ十分話し合い，合意しておくことが必要です。NETによる変化は，活動の上でも関係性の面でも，よい生活に向かう力となりますが，孤立，失職，家族関係の困難など，克服が容易ではない状況が現実にある場合，それらが容易に解決されるわけではありません。解離によって見るのを避けていた現実に直面して絶望するかもしれません。過剰適応によって一定の安定を図っていた場合，治療による変化がその適応を困難にすることもあるでしょう。そうしたリスクをあらかじめ評価して，リスクが高い場合はNET以前の環境調整が優先されるでしょう。また，NET中およびNET後の支援のプランを持つ必要があります。

Q．司法面接との違いは何でしょうか？

A．興味深い質問です。被害の細部を確認する点で共通点がありますが，現在との往復，身体反応，感覚，感情，思考への注目という，治療的に重要な要素が司法面接にはありません。司法面接は，司法的な手続きのための事実確認が目的で，出来事から間もない時期に行われるものです。言い換えれば，NETは，トラウマ反応からの自然な回復の後に残る，慢性PTSDの治療のために行うもので，司法面接は，そのような回復過程を待たない時期に，否定的な作用を起こさないよう配慮しながら，事実を確認するために行うものです。このような違いがあるものの，NETには，事実を正確に確認することが持つ治療的作用を一つの原理にしており，完成した人生史を，司法的な，あるいはサバイバー個人だけでなく，広い人道支援につなげる目的で用いることも視野に入れています。司法面接との比較を十分行った経験がありませんので，ここでは簡単な比較に留めておきます。

第Ⅵ章　Q & A　*183*

Q. 世代間連鎖がある場合，出生より遡る家族史，背景について，どの程度扱えばいいでしょうか？

A．NETは生まれてからの人生史の整理ですから，生まれてからを基本とします。出生の事情については可能な範囲で，また意味があると判断すれば，人生史に含めてもいいと思います。それより遡る背景を扱う価値がある場合は，NETを含む大きな治療計画の中で方法を考えればいいでしょう。

索　引

あ 行

アスペルガー障害……………… 89, 93

アセスメント…………………… 4

アタッチメント………………… 115, 137

アンカー・ポイント…………… 88

安全………………………………… 17

一般化…………………………… 126

医療保護入院…………………… 90

エクスポージャー……………… 27, 42

エクスポージャー・セラピー… 17, 18, 21

か 行

改訂出来事インパクト尺度………… 44

解離……… 24, 45, 53, 67, 83, 87, 118, 174

解離性同一症……………………… 25, 45

眼球運動による脱感作と再処理法…… 39

感情と対人関係の調整スキルトレーニ
　　ング＆ナラティブ・ストーリー・テ
　　リング………………………… 39

傷つき体験……………………… 100

基底的想定……………………… 30

虐待…………………… 78, 113, 126, 155

恐怖体験への支援付き接近………… 135

恐怖ネットワーク………………… 81

さ 行

逆境体験………………………… 78, 102

逆境体験尺度…………………… 43

キャンドル（喪失体験）………… 33

境界性パーソナリティ障害……… 4

協働作業………………………… 65

恐怖記憶………………………… 4

肯定的体験……………………… 30

コールドメモリー（冷たい記憶）…… 79

告知……………………………… 32

個人の尊厳……………………… 31

子どものための NET …………… 31

コンテインメント………………… 131

さ 行

再結合…………………………… 17

再体験…………………………… 69

サバイバー……………………… 2, 83, 169

時間軸…………………………… 6, 31

自己イメージ…………………… 120

時系列…………………………… 65, 79, 171

持続的エクスポージャー………… 4

持続的エクスポージャー療法…… 21, 39

自伝的記憶……………………… 5, 27, 43

自伝的物語記憶……………………31	想起と喪服追悼……………………17
児童心理治療施設…………………145	喪失体験…………50, 112, 122, 128, 160
児童相談所…………………84, 90, 145	
児童福祉施設………………………119	**た 行**
児童養護施設……………91, 100, 145	対人関係スキル……………………46
自閉スペクトラム症／	段階的治療…………………………24
自閉スペクトラム障害（ASD）……62	注意欠陥多動性障害………………62
死別体験……………………54, 66	TIC 的視点　………………………98
司法面接……………………………182	動機づけ……………………………123
社会構成主義………………………19	トラウマインフォームドケア……32, 85
馴化…………………………12, 28, 175	トラウマ・サバイバー……………80
証言…………………………17, 31	トラウマ性記憶……………………20
証言療法……………………………17	トラウマ体験………………………116
人権…………………………………31	トラウマ反応………………116, 120
人権回復……………………………5	
人生史…3, 27, 45, 49, 66, 79, 85, 122, 138	**な 行**
人生史の語り………………………52	ナラティブ・セラピー……………18
人生ライン…………………4, 83, 147	二者関係……………………………18
人生ライン・エクササイズ…………83	認知処理療法………………28, 39
心的外傷後ストレス障害……………39	認知的再評価………………………5
心理教育……………………………3	認知の再構成………………………28
スキルに支えられた曝露……………135	認知の修正…………………………27
スタックポイント…………………68	ネグレクト体験……………………27
スティック（加害体験）……………33	
ストレスコーピング………………46	**は 行**
正常化………………………………126	パーソナリティ……………………46
精神保健福祉法……………………84	敗北者モデル………………………26
性的マイノリティ…………………27	花と石のワーク…………3, 47, 83, 147
世代間連鎖…………………………183	般化…………………………………174

PTSD 臨床診断面接尺度················· 44

非機能的認知·························53, 159

被虐待体験····························· 112

非段階的治療······························24

否定的認知······························27

病的な解離指標··························25

複雑性トラウマ··························25

複雑性 PTSD·········· 1, 24, 26, 43, 70, 72

複雑性悲嘆····························· 171

フラッシュバック
················· 68, 85, 102, 115, 118, 152

文脈化···························· 5, 8, 29, 33

防衛反応································25

ホットスポット······················ 4, 158

ホットメモリー（熱い記憶）
··························79, 131, 132, 158

ま 行

3つの自己組織化の困難症状············44

面前 DV 目撃 ······················· 114

モーニングワーク·············54, 137, 171

物語·····························18, 26, 79

物語記憶·······························20

ら 行

ライフストーリーワーク·········7, 33, 152

レジリエンス····················· 153

英 文

ADHD ·································62

ASD ·································62

Adverse Childhood Experiences（ACE）
·····································43

Clinician‒Administered PTSD Scale
（CAPS）·····························44

Cognitive Processing Therapy（CPT）
·····································39

cold memory····························79

Dissociative Experience Scale（DES）
·····································45

DES‒Ⅱ ·······························25

DES‒T ·······························25

DID·································25

Domestic Violence（DV）·············95

Eye Movement Desensitization and
Reprocessing（EMDR）··· 28, 39, 154

generalization ·························· 126

hot memory ···························79

Impact of Event Scale‒Revised（IES‒R）
·····································44

KIDNET ······················4, 31, 79, 82

Life Story Work（LSW）··········· 181

Minnesota Multiphasic Personality
Inventory（MMPI）·····················47

narrative memory ·······················20

NETfacts health system················34

normalization ·························· 126

Post Traumatic Stress Disorder
（PTSD）·····························39

Prolonged Exposure Therapy（PE）
.... 21, 39

skills-assisted exposure 135

Skills Training in Affective and Inter-
personal Regulation followed by Nar-
rative Story Telling（STAIR/NST）
.... 39

social constructionism 19

supported approach of feared
experiences 135

TA（Trans-Affirmative）-NET 27

Trauma-Focused Cognitive Behavioral
Therapy（TF-CBT）........ 154, 162

Trauma Informed Care（TIC）
.... 32, 85, 149, 163

TSCC 117

TSCC-A 117, 131

●監修者

森　茂起 （もり しげゆき）

【略歴】1984 年，京都大学大学院教育学研究科博士後期課程退学。臨床心理士。博士（教育学）。1984 年より甲南大学文学部専任講師，助教授，教授を経て，2023 年より甲南大学名誉教授。

【専門】臨床心理学，トラウマ学，心理療法，社会的養護，精神分析，戦争が個人および社会に及ぼすトラウマ的作用。

【所属学会】日本心理臨床学会，日本トラウマティック・ストレス学会，日本子ども虐待防止学会，日本ソーシャルペダゴジー学会，日本精神分析学会，日本精神分析的心理療法フォーラム。

【主な著作】

『トラウマ映画の心理学　映画にみる心の傷（共著）』（新水社，2002）

『トラウマの表象と主体（編著）』（新曜社，2003）

『トラウマの発見』（講談社，2005）

『埋葬と亡霊　トラウマ概念の再吟味（編著）』（人文書院，2005）

『＜戦争の子ども＞を考える　体験の記録と検証の試み（共編著）』（平凡社，2012）

『自伝的記憶と心理療法（編著）』（平凡社，2013）

『「社会による子育て」実践ハンドブック（編著）』（岩崎学術出版社，2016）

『フェレンツィの時代　精神分析を駆け抜けた生涯』（人文書院，2018）

●企画・編者

野呂浩史 （のろ ひろし）

【略歴】1988 年，杏林大学医学部卒業。医学博士。札幌医科大学附属病院，国立療養所八雲病院，北海道大学医学部附属病院登別分院勤務を経て，現在，南平岸内科クリニック院長として精神科，児童思春期精神科，心療内科を担当。

【専門】不安症の薬物療法および認知行動療法，解離性障害・トラウマ関連疾患などの心理査定ならびに包括的治療。

【所属学会】日本精神神経学会，日本神経学会，日本臨床精神神経薬理学会，日本児童青年精神医学会，子どものこころ専門医機構の各専門医。

【主な著書】

『季刊こころのりんしょう　à・la・carte「解離性障害」（共著）』（星和書店，2009）

『「解離性障害」専門医のための精神科臨床リュミエール 20（共著）』（中山書店，2009）

『わかりやすい MMPI 活用ハンドブック　施行から臨床応用まで（編著）』（金剛出版，2011）

『嘔吐恐怖症　基礎から臨床まで（編著）』（金剛出版，2013）

『不安症の事典 こころの科学増刊（共著）』（日本評論社，2015）

『メンタルクリニックでの主要な精神疾患への対応 [2]　不安障害　ストレス関連障害　身体表現性障害　嗜癖症　パーソナリティ障害（外来精神科診療シリーズ）（共著）』（中山書店，2016）

『トラウマセラピー・ケースブック　症例にまなぶトラウマケア技法（編著）』（星和書店，2016）

『認知行動療法事典（共著）』（丸善出版，2019）

ナラティブ・エクスポージャー・セラピーの理論と実践

2024 年 10 月 29 日　初版第 1 刷発行

監　　修　森　　茂起

企画・編集　野 呂 浩 史

発 行 者　石 澤 雄 司

発 行 所　^{株式}_{会社}星 和 書 店

〒 168-0074　東京都杉並区上高井戸 1-2-5

電話　03（3329）0031（営業部）／03（3329）0033（編集部）

FAX　03（5374）7186（営業部）／03（5374）7185（編集部）

http://www.seiwa-pb.co.jp

印刷・製本　中央精版印刷株式会社

Ⓒ 2024 野呂浩史／星和書店　Printed in Japan　ISBN978-4-7911-1144-2

・本書に掲載する著作物の複製権・翻訳権・上映権・譲渡権・公衆送信権（送信可能
化権を含む）は (株)星和書店が管理する権利です。

・ JCOPY 〈(社)出版者著作権管理機構 委託出版物〉
本書の無断複製は著作権法上での例外を除き禁じられています。複製される場合は，
そのつど事前に (社)出版者著作権管理機構（電話 03-5244-5088,
FAX 03-5244-5089, e-mail：info@jcopy.or.jp）の許諾を得てください。

嘔吐恐怖症・会食恐怖症の臨床

当事者が語る"食べることに対する2つの恐怖症"の実際

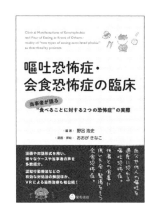

〈編著〉野呂浩史
〈漫画・挿絵〉おおがきなこ

A5判　300p　定価：本体 2,600円＋税

嘔吐恐怖症は、自身の嘔吐、嘔吐場面や吐しゃ物の目撃、他者の前で嘔吐することを過度に恐れる。会食恐怖症は、他者と同席の食事に強い不安感・緊張感を抱え、会食場面を回避しようとする。さまざまな背景を抱え、こうした苦しみに耐える人々は少なくない。

いずれの病態も治療の大前提は患者への心理教育であり、リラクセーション、認知行動療法を含む精神療法を施し、薬物療法を組み合わせることが必要となる。

本書は、漫画や対話形式で、有効な対処法や VR を利用した最新治療を紹介し、当事者の声も多数取り上げる。医療現場でも認知されがたい恐怖症をわかりやすく解説した類のない書。

発行：星和書店　http://www.seiwa-pb.co.jp

トラウマセラピー・ケースブック

症例にまなぶトラウマケア技法

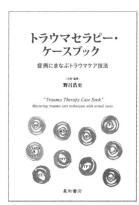

〈企画・編集〉野呂浩史

A5判　372p　定価：本体3,600円＋税

持続エクスポージャー療法、眼球運動による脱感作と再処理法（EMDR）、認知処理療法など、数あるトラウマ心理療法の中からエビデンスのあるもの、海外では普及しているが日本では認知度が低いものなど10の療法を、経験豊富な専門家が症例を通してわかりやすく解説。各療法の共通点、相違点を理解するのにも有用な書であり、どれがその患者（クライエント）さんに有効・最適なのか検討・選択するのに大いに役立つ。各療法を学ぶためのアクセス方法も各Partに記載。代表的な10のトラウマ療法の概要と治療の実際が1冊でわかる待望の書。

発行：星和書店　http://www.seiwa-pb.co.jp

トラウマセラピーのための アセスメントハンドブック

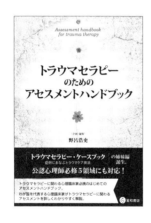

〈企画・編集〉野呂浩史

A5判　296p　定価：本体 3,000円 + 税

本書は、PTSD をはじめ何らかのトラウマを抱えている人をいかにアセスメントするか、様々な角度から見直すことを目的につくられた。公認心理師の研修ガイドラインの骨格をなす医療、福祉、司法、教育、産業保健の5つの基本領域に始まり、子どものトラウマ、複雑性 PTSD、解離を有するケース、難治例などホットで重要なトピックが続々と連なる。EMDR（眼球運動による脱感作と再処理法）、NET（ナラティヴ・エクスポージャー・セラピー）に関しては、施行の際の詳細なアセスメントについても解説する。最後のパートでは、CAPS、IES-R、DES、パーソナリティ評価の実際を懇切丁寧に紹介。その分野でわが国を代表する執筆陣によって、トラウマ臨床のためのアセスメントが横断的かつ縦断的に網羅されており、医師、心理士のみならず、福祉、司法、教育、産業保健に携わる関係者にも役立つ待望の書。

発行：星和書店　http://www.seiwa-pb.co.jp